＼脳神経内科医のための／

# 末梢神経・筋疾患診断トレーニング

編集 楠 進　園生 雅弘　清水 潤

「電気生理×病理×画像」を読み解く **30** ケース

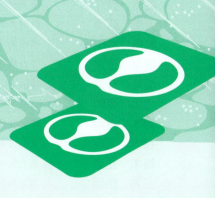

南江堂

## ● 編　集 ●

| | |
|---|---|
| 楠　　　進 | 近畿大学　名誉教授・客員教授 |
| 園生　雅弘 | 帝京大学　名誉教授・医療技術学部教授 |
| 清水　　潤 | 東京工科大学医療保健学部　教授 |

## ● 執　筆 ●　（執筆順）

| | |
|---|---|
| 園生　雅弘 | 帝京大学　名誉教授・医療技術学部教授 |
| 國分　則人 | 獨協医科大学脳神経内科　学内教授 |
| 幸原　伸夫 | 神戸市立医療センター中央市民病院　脳神経内科参事 |
| 清水　　潤 | 東京工科大学医療保健学部　教授 |
| 斎藤　良彦 | 国立精神・神経医療研究センター神経研究所疾病研究第一部 |
| 西野　一三 | 国立精神・神経医療研究センター神経研究所疾病研究第一部　部長 |
| 越智　一秀 | 県立広島病院脳神経内科　主任部長 |
| 野寺　裕之 | 天理よろづ相談所病院神経筋疾患センター　センター長 |
| 高松　直子 | 徳島大学神経内科 |
| 桑原　　基 | 近畿大学脳神経内科　講師 |
| 楠　　　進 | 近畿大学　名誉教授・客員教授 |
| 森　まどか | 国立精神・神経医療研究センター脳神経内科　医長 |
| 小池　春樹 | 佐賀大学脳神経内科　教授 |
| 尾方　克久 | 国立病院機構東埼玉病院　副院長 |
| 海田　賢一 | 埼玉医科大学総合医療センター脳神経内科　教授 |
| 桑原　　聡 | 千葉大学脳神経内科　教授 |
| 飯島　正博 | ファイザー株式会社メディカルアフェアーズ　Senior Medical Manager |
| 大崎　裕亮 | 徳島大学脳神経内科 |
| 本田　真也 | 山口大学脳神経内科 |
| 神田　　隆 | 脳神経筋センターよしみず病院　院長 |
| 内堀　　歩 | 杏林大学神経内科　講師 |
| 千葉　厚郎 | 元 杏林大学神経内科　教授 |
| 三澤　園子 | 千葉大学脳神経内科　准教授 |
| 橋口　昭大 | 鹿児島大学脳神経内科　講師 |
| 髙嶋　　博 | 鹿児島大学脳神経内科　教授 |
| 滋賀　健介 | 松下記念病院脳神経内科　部長 |
| 大橋　信彦 | 信州大学脳神経内科，リウマチ・膠原病内科 |
| 関島　良樹 | 信州大学脳神経内科，リウマチ・膠原病内科　教授 |
| 馬場　正之 | 青森県立中央病院脳神経内科　医療顧問 |
| 宮地　洋輔 | 横浜市立大学脳神経内科・脳卒中科　講師 |
| 漆葉　章典 | 東京都立神経病院脳神経内科 |
| 鈴木　重明 | 慶應義塾大学神経内科　准教授 |
| 鈴木　直輝 | 東北大学神経内科 |
| 青木　正志 | 東北大学神経内科　教授 |
| 三方　崇嗣 | 国立病院機構下志津病院　臨床研究部長 |

執筆者一覧

| | |
|---|---|
| 松村　　剛 | 国立病院機構大阪刀根山医療センター脳神経内科　特命副院長・臨床研究部長 |
| 髙橋　俊明 | 国立病院機構仙台西多賀病院脳神経内科　内科系診療部長 |
| 林　由起子 | 東京医科大学　学長 |
| 今井　富裕 | 国立病院機構箱根病院神経筋・難病医療センター　院長 |
| 島　　智秋 | 長崎大学脳神経内科 |
| 本村　政勝 | 長崎総合科学大学工学部工学科医療工学コース　教授 |
| 久保田智哉 | 大阪大学臨床神経生理学　准教授 |
| 髙橋　正紀 | 大阪大学臨床神経生理学　教授 |
| 杉江　和馬 | 奈良県立医科大学脳神経内科　教授 |

# 序　文

　臨床神経学を専門とする neurologist は，これまで神経内科医といわれてきた．神経内科という診療科の標榜が認可されたのは 1975 年のことであり，比較的最近のことであるが，現在では神経内科医の団体である日本神経学会の会員は 9,000 名を超えて，日本の医学会のなかでも代表的な学会となっている．また神経内科専門医も 5,000 名以上を数える．以前は，神経内科疾患はなおらないといわれていたが，ニューロサイエンスの進歩とともに病態解明が進み，新たな治療法も開発されてきた．フロンティア精神に富む医学生にとって大変魅力のある分野といえるであろう．また，世界でもまれにみる超高齢社会を迎える日本において，脳卒中，認知症やパーキンソン病を診る神経内科医のニーズは極めて高いものがある．しかし，医療関係者以外にとっては，まだまだ神経内科の認識は十分ではなく，精神科や心療内科と間違えられることもある．そこで，日本神経学会では標榜科名を「神経内科」から「脳神経内科」にすることとした．

　一方で，脳神経内科のカバーする領域は極めて広く，脳，脊髄の疾患だけではなく，末梢神経疾患や筋疾患も，重要な対象疾患である．末梢神経や筋の炎症性疾患や変性疾患は，脳神経内科医が専ら診ているといっても過言ではなく，日常診療でも必ず遭遇する疾患である．「脳」が標榜科名についたこの時期であるからこそ，末梢神経や筋の疾患を対象とした書物を発行する意義は高いと考えて本書を編集した．

　本書は二部構成となっている．

　Chapter 1 では，末梢神経疾患・筋疾患診断の総論として，診察，神経伝導検査や筋電図などの電気生理学的検査，画像検査，自己抗体や遺伝子解析などの検体検査および病理学的検査について，できるだけわかりやすく解説していただいた．特に病理学的検査が日常診療において可能である点は，末梢神経疾患・筋疾患の特色のひとつである．脳神経内科医は，病理所見の解釈だけでなく，検体採取と処理にも習熟することが望ましい．

　Chapter 2 は，問題形式とした．そのほうが気軽に読み始めることができ，知識も身につきやすいと考えたからである．さらに詳しい情報は，成書や論文を参考にして得ていただきたい．

　本書は，多くのエキスパートの先生方のご協力により，末梢神経疾患や筋疾患についての最新の情報をわかりやすく解説する書になったと考えている．先生方に改めて感謝申し上げるとともに，企画の段階から有益な助言をいただいた南江堂編集部の方々にも，この場を借りて心より御礼を申し上げたい．本書が脳神経内科医にとって，末梢神経・筋疾患を身近に感じてもらえるきっかけになれば，望外の喜びである．

2019 年 5 月

楠　　進
園生雅弘
清水　潤

# 目　次

## Chapter 1　末梢神経・筋疾患 〜診断に必要な検査の基本と進め方〜

A. 神経症候からわかること ･･････････････････････････････ 園生雅弘 ･･････2

B. 電気生理学的検査の基礎知識と実際 ･････････････････････････････････9
　　1. 神経伝導検査 ････････････････････････････････････ 國分則人 ･･････9
　　2. 針筋電図 ･･････････････････････････････････････ 幸原伸夫 ･･････17

C. 組織学的検査の基礎知識と実際 ･････････････････････････････････････26
　　1. 末梢神経の組織学的検査 ･･･････････････････････････ 清水　潤 ･･････26
　　2. 筋の組織学的検査 ･･･････････････････ 斎藤良彦・西野一三 ･･････32

D. 画像検査の基礎知識と実際（CT, MRI, エコーなど） ･････････････41
　　1. 末梢神経疾患 ･･･････････････････････････････････ 越智一秀 ･･････41
　　2. 筋疾患 ･･･････････････････････････ 野寺裕之・高松直子 ･･････48

E. 検体検査の基礎知識と実際 ･･･････････････････････････････････････54
　　1. 末梢神経疾患 ･･･････････････････････････ 桑原　基・楠　進 ･･････54
　　2. 筋疾患 ･･･････････････････････････････････ 森　まどか ･･････60

F. 検査の進め方 〜主な疾患における検査手順の考え方〜 ･･････････65
　　1. 末梢神経疾患 ･･･････････････････････････････････ 小池春樹 ･･････65
　　2. 筋疾患 ･･･････････････････････････････････････ 尾方克久 ･･････71

## Chapter 2　診断トレーニング 〜症例問題と実臨床での対応〜

A. 末梢神経疾患 ･･･････････････････････････････････････････････････78
　　Case 1 ･･････････････････････････････････････････ 海田賢一 ･･････78
　　Case 2 ･･････････････････････････････････････････ 桑原　聡 ･･････82
　　Case 3 ･･････････････････････････････････････････ 飯島正博 ･･････86
　　Case 4 ･･････････････････････････････ 大崎裕亮・野寺裕之 ･･････90
　　Case 5 ･････････････････････････････････････････････ 楠　進 ･･････95
　　Case 6 ･･････････････････････････････ 本田真也・神田　隆 ･･････98
　　Case 7 ･･････････････････････････････ 内堀　歩・千葉厚郎 ･･････102
　　Case 8 ･･････････････････････････････････････････ 三澤園子 ･･････105
　　Case 9 ･･････････････････････････････ 橋口昭大・髙嶋　博 ･･････110
　　Case 10 ････････････････････････････････････････ 滋賀健介 ･･････114
　　Case 11 ････････････････････････････ 大橋信彦・関島良樹 ･･････118
　　Case 12 ････････････････････････････････････････ 馬場正之 ･･････121
　　Case 13 ････････････････････････････････････････ 小池春樹 ･･････126
　　Case 14 ････････････････････････････ 宮地洋輔・園生雅弘 ･･････130
　　Case 15 ････････････････････････････････････････ 園生雅弘 ･･････134
　　Case 16 ････････････････････････････････････････ 園生雅弘 ･･････138

## B. 筋疾患 ……142

| | | |
|---|---|---|
| Case 1 | 清水　潤 | 142 |
| Case 2 | 漆葉章典 | 146 |
| Case 3 | 鈴木重明 | 149 |
| Case 4 | 鈴木直輝・青木正志 | 153 |
| Case 5 | 三方崇嗣 | 156 |
| Case 6 | 松村　剛 | 160 |
| Case 7 | 森　まどか | 164 |
| Case 8 | 髙橋俊明 | 168 |
| Case 9 | 林　由起子 | 171 |
| Case 10 | 今井富裕 | 174 |
| Case 11 | 島　智秋・本村政勝 | 178 |
| Case 12 | 久保田智哉・髙橋正紀 | 183 |
| Case 13 | 斎藤良彦・西野一三 | 187 |
| Case 14 | 杉江和馬 | 191 |

索引 ……196

# Chapter 1

## 末梢神経・筋疾患
## ~診断に必要な検査の基本と進め方~

Chapter 1　末梢神経・筋疾患 〜診断に必要な検査の基本と進め方〜

# A. 神経症候からわかること

## A 神経筋疾患の診療の進め方

　神経筋疾患の診断において，神経症候，すなわち病歴と神経所見は最初にして最大の手がかりとなる．一般に，診断の7割は神経症候から下すことができるといってよい．神経症候の検討をおろそかにして，画像診断，生化学・遺伝子検査などに頼ると，とんでもない誤診に陥る可能性がある．この神経症候の検討こそは脳神経内科医の最重要の専門技能であり，脳神経内科専門医であるなら，自分の脳神経内科のなかのサブスペシャルティ専門領域（脳卒中，変性疾患など）にかかわらず，末梢神経・筋疾患についても神経症候から最低限の診断と適切な検査計画を立てることができるべきである．もちろんしびれ・運動障害などの症候を生ずる疾患には末梢神経・筋のみならず，中枢神経の疾患も多数あるので，脳神経内科全般にわたる素養が必要なことはいうまでもない．

　脳神経内科非専門医において神経筋疾患患者が診療され，長年診断がつかなかったり，画像診断のみに基づいて誤った診断が下され，それをもとに手術も含む治療が行われることもしばしばみられる．神経症候の評価は一般に脳神経内科専門医以外には困難なので，非専門医（内科医，整形外科医など）においては，筋力低下・しびれを代表とする神経症候がみられた場合にはまずは脳神経内科専門医への紹介をお願いしたいし，それを受ける脳神経内科専門医も上記のように末梢神経・筋疾患を正しく診療できる実力を身につけて欲しい．

　諸検査のなかでは，針筋電図・神経伝導検査などの電気生理検査は特筆される位置づけにある．というのは，これらは神経系の機能をみている検査であって，「力が入らない」「感覚が鈍い・しびれる」などの神経筋疾患患者の症候と直接対応する関係にある．したがって，電気生理検査は症候学を補完して，診断に大きく寄与することができる．まさに「筋電図はハンマーの延長」と呼ばれるゆえんである．電気生理検査なくして症候学だけで診断することは片肺飛行である．どんなエキスパートでも症候だけからでは思い込みで誤診をすることは避けられないが，電気生理検査でそれを直ちに正すことができる場合が多い．一方，症候学的検討を抜きにして電気生理検査の結果のみに頼ることもまた誤診のもととなる．両者を正しく併用することが神経筋疾患診療の出発点となる．ここで針筋電図・神経伝導検査などの電気生理検査も専門性の高い手技であり，その技能に習熟した神経筋電気診断の専門医（臨床神経生理専門医，筋電図・神経伝導部門）が基幹施設には必ず配置されるべきである．

## B 神経筋疾患患者の症候の分類

　末梢神経・筋疾患患者の呈する症候は，運動系の症候（筋力低下，筋萎縮，線維束性収縮，筋トーヌスなど），感覚系の症候（感覚鈍麻・脱失・過敏，異常感覚，痛みなど），それ以外の症候（自律神経を含む）に大きく分けることができる．反射（腱反射，表在反射，病的反射）も重要な徴候で，運動系感覚系の両者にかかわるものとなる．以下，病歴，神経所見の各々について，

A. 神経症候からわかること

上記のそれぞれの分類別に，神経筋疾患の診断・診療にどのように寄与するかを論じる．

## C 病歴からわかること

### 1. 病歴聴取の基本
　病歴聴取においては，患者の訴えにくまなく耳を傾けると同時に，患者の言葉の意味することが何かを明らかにすることが出発点となる．たとえば，患者のいう「しびれ」を日本語の豊富な語彙のなかで言い換えてもらうことで，「しびれ」の性質が明らかになる．「びりびりする」，「ぴりぴりする」，「じーんとする」などがその代表だが，「一枚皮がかぶったよう」，「足の裏に何かがくっついているよう」などの表現も重要である．また，「しびれ」が実は運動障害であることが高齢者を中心にしばしばあるので注意を要する．「感覚がない」という訴えが，よく聞いていくと「動かす感覚がない」ことであって，純粋な運動障害の訴えであるということも経験する．
　様々な日常生活のなかで気づく具体的な動作障害も有用な情報となる．また「しびれ感」などの症状が，どのような状況で生ずるか（生じないか），誘発・軽減因子が何かなども重要である．これらについては一般にこちらから聞き出さないと自発的には出てこないことが多い．これができるためには，病歴から想定されるすべての疾患を頭に思い浮かべて，そのそれぞれに起こりうる症状をこちらから尋ねていくという作業が必要である．そして，すべての神経疾患に熟知していなければこれはできない．病歴聴取も脳神経内科専門医でなければできないゆえんである．
　症状の時間経過，突然発症か，緩徐進行性か，発症後同じなのか軽減しているのか，変動したり発作性に起こるのか（その場合の持続時間は？）なども基本的情報である．複数の症状がある場合にはそのひとつひとつについてこの時間経過を明らかにしなければならない．

### 2. 運動系の症状
　筋力低下が運動系についての代表的な自覚症状で，「力が入らない」「動きが悪い」などと表現される．箸を使う，書字，鍵を回す，ペットボトルの蓋を開ける，洗濯バサミを開く，布団の上げ下ろし，床・椅子からの立ち上がり，階段昇降，走るなどの具体的な動作障害がないかを尋ねる．これによって遠位筋・近位筋などどの筋群の障害かの見当がつけられる．階段では昇り降りのいずれが障害されるかを尋ねる．昇り優位の障害は抗重力筋や腸腰筋などの近位筋筋力低下を，降り優位の障害は錐体路徴候，小脳失調などを示唆する．書字や音楽演奏が障害されるが箸を使うのは問題ないなど動作特異性が明確な場合はジストニアを考える．ミオトニー性疾患が疑われる場合には吊り革を急に離せないなどの症状がないかを尋ねるほか，寒冷での増悪がないか，アイスクリームを食べるとろれつが回らなくなることはないか（パラミオトニア）などを尋ねる．寒冷麻痺は若年性一側性上肢筋萎縮症（平山病），球脊髄性筋萎縮症などの特徴である．
　間欠性跛行では連続歩行可能時間・距離，休むとき立ったままでもよいか座らないとだめか，自転車に乗るのはどうかなどを尋ねる．休むとき座る必要があること，自転車走行は長時間可能なことが腰部脊柱管狭窄症による間欠性跛行の特徴である．起立歩行ではそのほか，暗所でのふらつきや洗面現象（洗面時にふらつく）についても尋ねる（深部感覚障害を示唆）．

Chapter 1 末梢神経・筋疾患 〜診断に必要な検査の基本と進め方〜

### 3. 感覚系の症状

「しびれ」という言葉を病歴にそのまま残してはいけないことについては前述した．感覚系の訴えが，感覚鈍麻/脱失・感覚過敏なのか，それとも異常感覚なのかを区別する．異常感覚は，何もしなくても感じられる自発的異常感覚と外から与えられた感覚刺激が変容する錯感覚とに分けられる．また，異常感覚が痛みを伴う場合はそれを記載する．衣服による摩擦などの些細な刺激が強い痛みとして感じられる場合を allodynia（アロディニア，異痛症）と呼ぶ．一般に異常感覚（すなわちいわゆる「しびれ感」）が感覚系の訴えとなる頻度が高く，それに対応する他覚的な感覚障害が認められないこともしばしばあるが，だからといってその異常感覚の訴えを軽視してはいけない．

感覚の症状・異常感覚を感じる部位，誘発・軽減因子も重要である．手根管症候群（carpal tunnel syndrome：CTS）の自覚的な感覚障害の分布は正中神経領域にとどまらず，小指を含めた手全体に及ぶことがあり，小指側2本のしびれを訴えることさえある．また，CTSでも前腕，肘，肩などのしびれ感・違和感などを訴える proximal symptom の存在も知られている．CTSでは，起床時の増強，夜間覚醒，車や自転車の運転での増強，しびれたときにふると軽快する flick sign が特徴的である．頸椎症ではどの指にしびれを感じるかが障害髄節の推測に役立つ．頸椎性神経根症のしびれ・痛みは，咳やくしゃみ，いきむなど静脈圧を上昇させる動作や頸部運動で増悪する．また背部・肩甲間部に痛みを感じることが，頸椎症を示唆する大事な特徴となる．

### 4. その他の症状

自律神経障害はニューロパチーに伴いうるが，膀胱直腸障害は特に病歴が主な手がかりとなる．排尿開始困難，勢いの弱さ，残尿感，尿失禁，便秘，下痢，便失禁，さらには陰萎などについて必要に応じて尋ねる．起立性低血圧や発汗障害についても尋ねる．

脳神経系の症状を伴う神経筋疾患ではそれに関する症状を尋ねる（複視，眼瞼下垂，口笛が吹けないなど）．

膠原病では様々な全身症状を伴いうるので必要に応じてそれらを尋ねる．特に Sjögren 症候群は様々なタイプのニューロパチーを伴いうるが，乾燥症状の自覚は軽度のことが多いので，目が痒くなることがないか，ビスケットなど粉っぽいものが水がないと食べられないということがないかなどを尋ねる．

## D 神経所見からわかること

### 1. 神経診察の一般原則

神経学的診察には，意識，高次機能，脳神経，運動系，協調運動，と様々な側面がある．これらをすべて漏れなく調べる方法は系統的神経診察と呼ぶことができる．これは脳神経内科医の訓練過程においては必要なことだが，一般に外来や病棟回診など，時間が限られる場面では，すべてを調べる系統的診察は行う時間がまずない．そしておそらくその必要もない．まずは患者の主訴となっている症状に関連する神経所見をチェックし，そして，病歴聴取の場合と同じで，病歴から，さらにはそこまでに取った神経所見から，考えられる疾患をすべて想定してそのそれぞれであったらみられるであろう徴候，あるいは鑑別のためにみられないことを確認すべき徴候を重点的に（しばしばそれは飛び離れた部位の徴候のこともありうる；たとえば脊髄癆や Adie 症候群が鑑別にあがるなら瞳孔をみるなど）調べていくことで診断を絞り込んでいくと

**4**

A. 神経症候からわかること

いう方法である．これは問題志向型（problem-oriented）診察法ともいえるもので，筆者はこれを好んでいる．「目的は診察なのか？　診断なのか？」ということで，その答えはもちろん後者である．

## 2. 運動機能

筋力低下の分布を詳細に検討することは，神経筋疾患診断の最大の手がかりとなる．特に脊髄・神経根・神経叢・末梢神経などの局在性の疾患においては，筋力低下分布から局在診断が可能となる．しかし，そのためには，各筋の末梢神経支配，筋節支配についての正確な知識が不可欠である．筋節表がその重要な基礎となるが，世にある筋節表のなかには無視できない不一致がある．筆者もいくつかの研究や経験をもとに最も確からしいと思う筋節表を提示しているので[1]，参考としていただきたい（図 1）．

多発ニューロパチーでは正確に距離依存性の障害を示すことになる．この場合に最も早期から障害されるのは固有足筋であり，短趾屈筋，短母趾屈筋などの徒手筋力テスト（MMT）としての評価も可能だが，槌状趾（hammer toe），凹足（pes cavus）などの足変形もわかりやすい徴候で，Charcot-Marie-Tooth 病の最初期の徴候として有名である．

筋疾患や，筋萎縮性側索硬化症（ALS）などの全身性の神経原性疾患においては，各疾患に特徴的な筋力低下分布が診断の手がかりとなる．その詳細は本書の各論ないし成書[1]に譲る．

筋萎縮も有用な徴候だが，神経筋障害がなく筋力さえも正常でも廃用性萎縮などがみられる場合もあり，筆者は筋力低下のほうを一般に重視している．しかし，筋萎縮と筋力低下，さらには神経伝導検査での複合筋活動電位（compound muscle action potential：CMAP）振幅の対応関係をみることは神経筋疾患診断の重要な手がかりとなる[2]．線維束性収縮も特に ALS を疑う重要な手がかりとなるが，視診での線維束性収縮と contraction fasciculation との区別はしばし

| | | C5 | C6 | C7 | C8 | T1 |
|---|---|---|---|---|---|---|
| 長胸神経 | 前鋸筋 | | | | | |
| 肩甲背神経 | 大菱形筋 | | | | | |
| 肩甲上神経 | 棘上筋 | | | | | |
| 肩甲上神経 | 棘下筋 | | | | | |
| 胸背神経 | 広背筋 | | | | | |
| 腋窩神経 | 三角筋 | | | | | |
| 筋皮神経 | 上腕二頭筋 | | | | | |
| 橈骨神経 | 上腕三頭筋 | | | | | |
| 橈骨神経 | 腕橈骨筋 | | | | | |
| 橈骨神経 | 長橈側手根伸筋 | | | | | |
| 橈骨神経 | 短橈側手根伸筋 | | | | | |
| 橈骨神経（後骨間神経） | 指伸筋 | | | | | |
| 橈骨神経（後骨間神経） | 尺側手根伸筋 | | | | | |
| 橈骨神経（後骨間神経） | 長母指伸筋 | | | | | |
| 橈骨神経（後骨間神経） | 短母指伸筋 | | | | | |
| 橈骨神経（後骨間神経） | 示指伸筋 | | | | | |
| 正中神経 | 円回内筋 | | | | | |
| 正中神経 | 橈側手根屈筋 | | | | | |
| 正中神経 | 浅指屈筋 | | | | | |
| 正中神経（前骨間神経） | 深指屈筋（第一，二） | | | | | |
| 正中神経（前骨間神経） | 長母指屈筋 | | | | | |
| 正中神経（前骨間神経） | 方形回内筋 | | | | | |
| 正中神経 | 短母指外転筋 | | | | | |
| 尺骨神経 | 尺側手根屈筋 | | | | | |
| 尺骨神経 | 深指屈筋（第三，四） | | | | | |
| 尺骨神経 | 小指外転筋 | | | | | |
| 尺骨神経 | 背側骨間筋 | | | | | |

| | | L2 | L3 | L4 | L5 | S1 | S2 |
|---|---|---|---|---|---|---|---|
| 腰神経叢～大腿神経 | 腸腰筋（腸骨筋） | | | | | | |
| 大腿神経 | 縫工筋 | | | | | | |
| 大腿神経 | 大腿直筋 | | | | | | |
| 大腿神経 | 内側広筋 | | | | | | |
| 大腿神経 | 外側広筋 | | | | | | |
| 閉鎖神経 | 長内転筋 | | | | | | |
| 閉鎖神経 | 薄筋 | | | | | | |
| 上殿神経 | 中殿筋 | | | | | | |
| 上殿神経 | 大腿筋膜張筋 | | | | | | |
| 下殿神経 | 大殿筋 | | | | | | |
| 脛骨神経 | 半腱様筋 | | | | | | |
| 脛骨神経 | 半膜様筋 | | | | | | |
| 脛骨神経 | 大腿二頭筋長頭 | | | | | | |
| 総腓骨神経 | 大腿二頭筋短頭 | | | | | | |
| 深腓骨神経 | 前脛骨筋 | | | | | | |
| 深腓骨神経 | 長趾伸筋 | | | | | | |
| 深腓骨神経 | 長母趾伸筋 | | | | | | |
| 深腓骨神経 | 短趾伸筋 | | | | | | |
| 浅腓骨神経 | 長腓骨筋 | | | | | | |
| 脛骨神経 | 腓腹筋内側頭 | | | | | | |
| 脛骨神経 | 腓腹筋外側頭 | | | | | | |
| 脛骨神経 | ヒラメ筋 | | | | | | |
| 脛骨神経 | 後脛骨筋 | | | | | | |
| 脛骨神経 | 長趾屈筋 | | | | | | |
| 脛骨神経 | 長母趾屈筋 | | | | | | |
| 脛骨神経（内側足底神経） | 母趾外転筋 | | | | | | |

## 図 1　筋節表
（園生雅弘：MMT・針筋電図ガイドブック，中外医学社，2018：p.26 表 3 および p.27 表 4[1] より許諾を得て転載）

ば困難であり，針筋電図での線維束自発電位の同定を筆者は最終的な確認手段としている．

### 3．感覚障害

　しびれ感などの感覚の症状があるときには，その部位の他覚的な感覚障害の診察が重要となる．ただし，自覚する感覚の症状がない部位に，調べてみると感覚鈍麻，特に痛覚低下・脱失などがある場合もある．だからといってあてもなく全身を調べても非効率的であり，やはり疾患を想定してその疾患でありうる感覚障害の検出を目指すべきである．

　痛覚，温度感覚，触覚，振動覚，位置覚などの各 modality を調べるが，触覚などの感覚刺激を与えたときの錯感覚も他覚的感覚障害のひとつであり，患者の主訴との関連が強い場合も多く重要である．感覚障害においては，その範囲の決定が診断に最も役立つものであり，いずれかの modality（通常錯感覚，ないし，触覚・痛覚低下）を用いて感覚障害範囲を明確にすることが，全 modality を細かくみるより有用な場合が多い．

　感覚障害の範囲が末梢神経（ないしその分枝）支配に一致するか，髄節性か，距離依存性かも診断に役立つ．このためには末梢神経支配や皮節についての知識が重要となる．図2に上肢および下肢の主要部分の皮節を示した．CTS では環指で正中神経支配である橈側のみが障害され，尺骨神経支配である環指尺側は正常という "ring-finger splitting" の所見がみられる．尺骨神経では手背尺側（尺骨神経背側皮枝支配）の感覚障害の有無が局在に重要である．肘での尺骨神経障害（いわゆる肘部管症候群）では手背も障害されるが，手首部での尺骨神経障害（Guyon 管症候

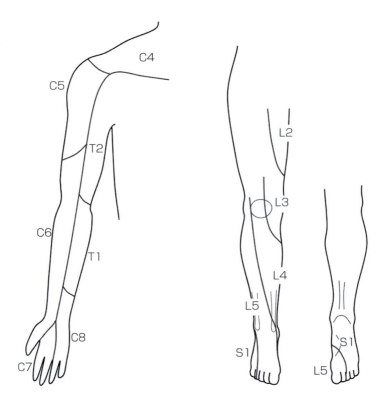

図2　上下肢主要部の皮節

群）では手背は障害されない．下肢では L5 障害と腓骨神経麻痺が，いずれも下腿外側と足背を主とする類似の分布を示す．L5 障害では足底の内側前半部にまで障害が及ぶことが鑑別に役立つ．

## 4. 反射

腱反射は，運動系・感覚系など神経系を縦に貫く座標軸となる各系統と，脳幹–脊髄–末梢神経，さらには脊髄の各分節など，神経系を横断する座標軸である各レベルとの交差点に位置するもので[3]，その評価で神経系の障害の概要の見当をつけることができるので極めて有用な診察法である．しかし，特に上肢の反射に十分な自信がなく，出ているか出ていないかを十分確認しないで「正常」としてしまったような記載にしばしば遭遇する．反射を確実に導出したうえで正常，低下，亢進と判断する（どうしても力が抜けないなどの理由で評価が難しいと思えばその旨を記載する）ことは脳神経内科専門医の第一歩とすべき重要な技能である．各腱反射の具体的な診察法や注意点は成書に譲る[4]．

腱反射の入力はⅠa線維（感覚神経），中枢は脊髄，出力は運動神経で，その反射弓のどこの障害でも低下消失する．特に感覚神経の時間的分散には鋭敏に反応して低下するので，Guillain-Barré 症候群（GBS；特に脱髄型）や慢性炎症性脱髄性多発根ニューロパチー（CIDP）などの脱髄性ニューロパチーで早期から低下・消失する．糖尿病性多発ニューロパチーでは特に最も軸索長の長いアキレス腱反射が早期に低下を示し，診断基準にも採用されている．

各腱反射の髄節はその効果筋の筋節に一致する．主要な反射の髄節を表 1 に記した．頸椎症性脊髄症・神経根症では，上肢の各反射の間に解離がみられることが特徴であり，直ちに診断に結びつく有用な徴候となる．

病的反射＝ Babinski 徴候も，神経学で最も有名かつ有用な冠名徴候であり，錐体路障害検出の特異度は極めて高い（ALS で出現しない例がかなりあるなど，感度は少し下がる）．ほぼ唯一の偽陽性は母趾屈筋が伸筋に比して著明に弱いケースであり，母趾の屈伸筋力を合わせて評価する癖をつけるとよい．Chaddock 徴候，Tashiro 徴候（逆 Chaddock 徴候）[5]など代表的な変法も筆者は活用している．なお，Trömner 徴候や Hoffmann 徴候を上肢の病的反射と呼ぶことがあるが，正常者のかなりでもみられるものであり，単なる筋伸長反射であって病的反射と呼ぶべきではない．

## 5. その他の神経徴候

脊椎，末梢神経など障害局所での種々の徴候や誘発手技が，診断に役立つ場合がある．CTS

### 表1　主要な反射の髄節

| 反射名 | 関係筋 | 髄節 |
| --- | --- | --- |
| 上腕二頭筋反射 | 上腕二頭筋 | C5 ＞ C6 |
| 腕橈骨筋反射 | 腕橈骨筋 | C5 ＞ C6 |
| 上腕三頭筋反射 | 上腕三頭筋 | C7 |
| 手指屈筋反射（Trömner, Hoffmann） | 浅指屈筋・深指屈筋，長母指屈筋 | C8 ＜ T1 |
| 膝蓋腱反射 | 大腿四頭筋 | L3/4 |
| アキレス腱反射 | 下腿三頭筋 | S1 |

Chapter 1 末梢神経・筋疾患 ～診断に必要な検査の基本と進め方～

での Phalen 徴候，Tinel 徴候は有名である．Tinel 徴候は，その他の種々の絞扼・圧迫性ニューロパチー，神経再生過程の評価においても重要な徴候となる．頚椎症では頚椎の可動域制限，Spurling 徴候などが重要である．神経伸展徴候である Lasègue 徴候は腰椎椎間板ヘルニアの徴候として有名だが，GBS でもみられる．その他想定される疾患に応じて，高次脳機能，脳神経，小脳機能など他の神経系の徴候や他の全身徴候をチェックする．

**文献**
1) 園生雅弘：MMT・針筋電図ガイドブック．中外医学社，東京，2018
2) 園生雅弘：神経筋の電気診断．Brain and Nerve—神経研究の進歩 **59**：241-250, 2007
3) 福武敏夫：神経診察のコツ：病歴と診察で病変部位がみえてくる！ 特集にあたって．レジデントノート **13**：2358-2360, 2012
4) 園生雅弘：腱反射の実際．Clinical Neuroscience **31**：932-935, 2013
5) 田代　淳，田代邦雄：逆 Chaddock 徴候．脊椎脊髄ジャーナル **28**：242-245, 2015

B. 電気生理学的検査の基礎知識と実際

# B. 電気生理学的検査の基礎知識と実際

## 1. 神経伝導検査

　神経伝導検査は，末梢神経本来の機能，神経伝導そのものを評価する検査であり，末梢神経疾患の診療において欠くことはできない．神経伝導検査の結果を診療に役立てるには，いくつか注意点がある．本項では，検査法とその結果の解釈に必要な事柄について概説する．

### A 神経伝導検査の原理

　神経伝導検査の原理は単純である．運動神経伝導検査では，神経を電気刺激し，その神経が支配する筋の活動電位を複合筋活動電位（compound muscle action potential：CMAP，M 波ともいう）として記録する．2 点で刺激し誘発した CMAP の時間差を 2 点間の距離で割ることで伝導速度を求める（図 1）．また，遠位刺激 CMAP の潜時を遠位潜時（distal motor latency，terminal latency ともいう）と呼び，最遠位部の神経伝導の指標とする．収縮する筋線維が少なくなれば CMAP の振幅・面積が低下する．通常 CMAP 振幅低下は伝導する軸索数の減少，軸索変性を意味する．

　まとめると，運動神経伝導検査ではじめに評価するパラメータは，①遠位潜時，②運動神経伝導速度，③CMAP 振幅となる（図 1）．一般に，遠位潜時の延長や伝導速度の低下は脱髄を示唆し，それらの脱髄所見なしに CMAP 振幅が低下する場合は軸索変性を疑う．

　末梢神経を電気刺激すると，発生した活動電位は遠位（筋）方向と近位（脊髄）方向に広がる．近位方向に向かった活動電位の一部は前角細胞を再発火させ，CMAP の後部に小さな筋電位を生じる．これが F 波で，神経近位部の神経伝導の評価に利用される．F 波検査は，①出現率，②最短潜時を主に評価する．F 波出現率の低下は，軸索数の減少，近位部伝導ブロックなどを示唆する．脛骨神経では出現率が 100％であるが，上肢では必ずしも 100％とはならない．F 波の潜時延長は，脱髄を示唆するが，身長に依存することに注意が必要である．

　感覚神経伝導検査は，刺激後に記録電極下に起こる電位差を感覚神経活動電位（sensory nerve action potential：SNAP）として記録する．遠位部 1 点の刺激でも伝導速度が算出できる．感覚神経伝導検査では，①SNAP 振幅，②感覚神経伝導速度を評価する．SNAP 振幅の低下は，軸索変性のほか，脱髄による伝導の同期性の低下でも容易に起こり，病態に対する特異性は低いが異常に対する感度が高い．

　運動神経伝導検査，感覚神経伝導検査，および F 波検査では，神経の刺激は最大上刺激（最大の CMAP，SNAP が得られる刺激強度の 20〜30％増しの刺激強度）で行う必要がある．CMAP の潜時は，最も速い軸索の伝導を反映するので，刺激点ごとに異なる軸索が刺激されては神経伝導速度の計算ができない．また，神経伝導は温度の影響を強く受けるため，皮膚温を一定以上に保つ必要がある．EFNS/PNS の慢性炎症性脱髄性多発根ニューロパチー（CIDP）ガイドラインでは，皮膚温を手掌で>33℃，外果で>30℃とすることを good practice point としてあげて

9

# Chapter 1 末梢神経・筋疾患 〜診断に必要な検査の基本と進め方〜

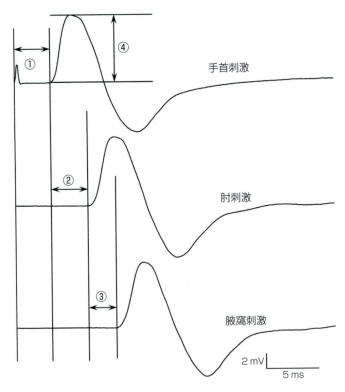

**図1 正中神経の運動神経伝導検査の正常波形**
上段から手首刺激，肘刺激，腋窩刺激の compound muscle action potential (CMAP) を示す．①は手首刺激から CMAP 出現までの潜時，すなわち遠位潜時 (distal motor latency)，手首-肘刺激間の潜時差②，肘刺激-腋窩刺激間の潜時差③を各刺激間距離で割ると伝導速度が算出される．CMAP 振幅は陰性頂点振幅と頂点間振幅場合があるが，ここでは陰性頂点振幅④を示す．

いる[1]．皮膚温が低い場合は，神経伝導速度は遅く，CMAP，SNAP 振幅は高く記録される．

## B 検査の前の準備

ここでは，検査前に注意を払っておくべき臨床所見について述べる．

### 1．腱反射

腱反射の消失は，反射弓のうち主に入力弓，つまり最も神経径が太く伝導速度が速い Ⅰa 感覚線維の障害を示唆する．したがって，同じく大径有髄線維を評価する神経伝導検査との関連が深い．

### 2．筋力の評価

筋力の評価は大変重要であるが，末梢神経疾患の評価によく用いられる MRC sum score[2]（肩関節外転，肘屈曲，手関節伸展，股関節屈曲，膝伸展，足関節背屈の筋力を MRC スコア 0〜5 で評価し，左右を合計するスコア．60 点満点）などの筋力スケールには，神経伝導検査の記録

筋となる遠位筋は含まれていない．神経伝導検査を行う患者には遠位筋の評価を加えたい．後述のように，伝導ブロックを評価する際は，これらの筋の筋力の評価が大変重要である．記録筋の筋力の評価方法は，各神経の検査法の欄に記述する．

### 3．感覚症状

感覚低下部位があれば，記載しておく必要がある．SNAPの振幅は個人差が大きいため，記録電極の部位の感覚が正常であるか，低下しているかは，結果の解釈に大きな影響を与える．ただし，自覚的なしびれ感は伝導する感覚神経軸索数とはあまり関係がない．

## C 神経伝導検査の実際

### 1．正中神経運動神経伝導検査・F波検査

正中神経の運動神経伝導検査は，手首部，肘部（＋腋窩部）の2点（あるいは3点）で刺激し，短母指外転筋（abductor pollicis brevis：APB）上から記録する．APBは，母指球の掌側外転，つまり，手掌を天井に向け水平に保った状態で真上に母指を立てる動作に関与する．母指基部で抵抗を加えて筋力をみる．電極の貼付部位は図に示す（図2a）．

手首部で正中神経は，長掌筋腱の直下からやや橈側を走行する．手首部刺激の位置は，遠位手根線から3cm近位[3]の長掌筋腱橈側である（図2a）．刺激時には，母指球の掌側外転を必ず

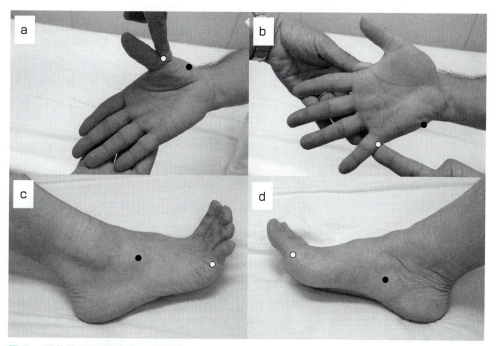

**図2　運動神経伝導検査の記録筋**
a：短母指外転筋の筋力の確かめ方と電極貼付部位．
b：小指外転筋の筋力の確かめ方と電極貼付部位．
c：短趾伸筋の筋腹の確かめ方と電極貼付部位．
d：母趾外転筋の電極貼付部位．
●：記録電極，○：基準電極．

**Chapter 1** 末梢神経・筋疾患 〜診断に必要な検査の基本と進め方〜

確認し，正しく正中神経が刺激されていることを確認する．肘窩部で正中神経は上腕動脈の内側に沿って走行する．上腕動脈の拍動を指で触知すれば刺激位置の確認は容易である．肘窩より近位の刺激では，円回内筋が収縮し前腕の回内運動が起こることを確認する．

F波検査は，手首部刺激で行い可能なら 16 回以上記録し，最短潜時と出現率を評価する．

## 2. 尺骨神経運動神経伝導検査・F波検査

尺骨神経の運動神経伝導検査は，手首部，肘下，肘上，腋窩の 4 点で刺激し，小指外転筋 abductor digiti minimi（ADM）上から記録する．文字どおり小指の尺側外転に関与する．小指基部に抵抗を加え筋力を評価する（図 2b）．基本的に検査は肘関節を 90° に曲げて行う．

次いで尺側手根屈筋 flexor carpi ulnaris（FCU）腱を確認する．手首部では尺骨神経は FCU 腱の直下からやや橈側を走行するため，遠位手根線の近位 3 cm [3] で，FCU 腱の橈側から刺激する．肘下刺激は，まず肘頭と内側上顆との間の尺骨神経溝を同定し，尺骨神経溝を挟んで遠位と近位で，それぞれ肘下刺激と肘上刺激を行う．腋窩部では尺骨神経は腋窩動脈の内側を走行するのでここで刺激する．

F波検査は，手首部刺激で行い可能なら 16 回以上記録し，最短潜時と出現率を評価する．

## 3. 腓骨神経運動神経伝導検査

深腓骨神経の運動神経伝導検査は，足首部，腓骨頭部（および膝窩部）の 2 または 3 点で刺激を行い，短趾伸筋（extensor digitorum brevis：EDB）上から記録する．EDB は足趾の背屈に関与する．この筋の筋力は評価することはできないが，足関節伸展下で足趾を背屈することでその筋腹を触知することができる（図 2c）．

足首部刺激は，足首前面の長母趾伸筋腱外側 1〜1.5 cm の位置で行う．膝部で総腓骨神経は腓骨頭後部を通るので，ここで腓骨頭部刺激を行う．膝窩では，総腓骨神経は大腿二頭筋腱の内側を沿って走行するためここで刺激する．膝窩部では，総腓骨神経と脛骨神経は 2〜3 cm しか離れていないため，腓骨神経刺激によって誘発される足関節の動きを常に意識し，確実に足首の背屈運動が誘発されていることを確認する．

深腓骨神経の F波検査は，正常人であっても出現率が低いため通常行われない．

## 4. 脛骨神経運動神経伝導検査・F波検査

脛骨神経の運動神経伝導検査は，足首部，膝窩部の 2 点で刺激を行い，母趾外転筋（abductor hallucis：AH）上から記録する．AH も筋力を評価することがほとんどできず，また萎縮していても患者が自覚していることはないため，筋腹を触診して筋量を確認しておく必要がある．電極の配置は，図 2d に示す [4]．CMAP の初期相に陽性波が出る場合は電極位置を微調整する．基準電極は母趾基部に貼付する（図 2d）．

足首刺激は内果後方で行う．CMAP 波形と伴に足趾の底屈が起こることを確認する．膝窩部刺激は膝窩部の中央を刺激する．前述のように膝窩部では脛骨神経と総腓骨神経の位置が近いため，必ず脛骨神経によって誘発される足関節の底屈運動を確認する．

F波検査は，足首部刺激で行い可能なら 16 回以上記録し，最短潜時と出現率を評価する．脛骨神経では基本的に F波出現率は 100% である．

B．電気生理学的検査の基礎知識と実際

## 5．正中神経・尺骨神経感覚神経伝導検査

ここでは逆行法（近位部で刺激を行い遠位部で記録を行うもの）の正中・尺骨神経の感覚神経伝導検査を解説する．正中神経の記録電極は，記録電極を示指（proximal interphalangeal：PIP）関節に，基準電極をその遠位2cmに配置し，尺骨神経では小指のPIP関節に記録電極を，基準電極をその遠位2cmに配置する．両神経とも運動神経伝導検査と同じ刺激位置で刺激を行う．SNAPはCMAPに較べて振幅が小さく，ノイズの影響を受けやすいので，多くの場合平均加算を必要とする．

## 6．腓腹神経感覚神経伝導検査

逆行性の腓腹神経の感覚神経伝導検査は，記録電極を外果とアキレス腱後縁の中間点に置き，3cm遠位に基準電極を配置，記録電極から膝窩中央部に向かって14cmの位置で刺激を行う．

## D 神経伝導検査の正常と異常の判定

### 1．神経伝導検査の正常値

本来は，施設ごとに正常値を構築するのが理想であるが，現実的には難しいことが多い．表1にわれわれの施設と各主要教科書の正常範囲を示す[3,5,6]が，少なからず差異が認められることがわかる．こうした正常値の差異は，検査方法，被験者の年齢層，体格，人種など様々なこと

### 表1　神経伝導検査の正常範囲

| | | Our institute | Kimura[3] | Oh[5] | Preston[6] |
|---|---|---|---|---|---|
| Median motor | DML（ms） | < 4.3 | < 4.2 | < 3.6 | ≦ 4.5 |
| | CMAP（mV） | > 4.7 | > 3.5 | > 5.0 | ≧ 4.0 |
| | MCV（m/s） | > 51 | > 48 | > 50 | ≧ 49 |
| Ulnar motor | DML | < 3.6 | < 3.4 | < 2.5 | ≦ 3.3 |
| | CMAP | > 4.1 | > 2.8 | > 5.0 | ≧ 6.0 |
| | MCV | > 52 | > 49 | > 51 | ≧ 49 |
| Fibular motor | DML | < 5.5 | < 5.5 | < 4.8 | ≦ 6.5 |
| | CMAP | > 1.9 | > 2.5 | > 4.0 | ≧ 2.0 |
| | MCV | > 45 | > 40 | > 42 | ≧ 44 |
| Tibial motor | DML | < 4.9 | < 6.0 | > 5.1 | ≦ 5.8 |
| | CMAP | > 7.3 | > 2.9 | > 5.0 | ≧ 2.0 |
| | MCV | > 43 | > 41 | > 41 | ≧ 44 |
| Median sensory | SNAP（μV） | > 15 | > 19 | > 10 | ≧ 20 |
| | SCV（m/s） | > 48 | > 44 | > 51 | ≧ 50 |
| Ulnar sensory | SNAP | > 12 | > 18 | > 8 | ≧ 17 |
| | SCV | > 46 | > 44 | > 51 | ≧ 50 |
| Sural sensory | SNAP | > 7 | 17.2 ± 6.7* | > 6 | ≧ 6 |
| | SCV | > 44 | 51.1 ± 5.9* | > 44 | ≧ 40 |

CMAP：compound muscle action potential，SNAP：sensory nerve action potential，DML：distal motor latency，MCV：motor nerve conduction velocity，SCV：sensory nerve conduction velocity
*：mean ± SD in subjects aged 41-84

13

Chapter 1 末梢神経・筋疾患 〜診断に必要な検査の基本と進め方〜

が要因となっていると考えられる．特に CMAP，SNAP の振幅は元来個体差の大きいパラメータであるため，「ある値を超えるか超えないか」で正常か否かを判定することは誤診の危険があることに注意が必要である．

## 2．異常かな？と思ったら

### a）CMAP や SNAP の振幅が小さいとき

まず，CMAP の低下に見合う筋力低下があるかどうか，SNAP 低下に見合う感覚障害があるかどうかを確かめる．その後刺激位置が正しかったか，刺激強度に不足がなかったかを確かめ，異常の判定が妥当であるか検討する．

脱髄が起こると各軸索の伝導速度のバラツキが大きくなり，CMAP の時間的分散とともに CMAP の振幅が低下する．この場合，軸索変性や伝導ブロックを合併していなければ，伝導がバラつくだけなので筋力は保たれる．

### b）伝導遅延がみられた場合

遠位潜時の延長，伝導速度の遅延を合わせて伝導遅延という．波形を $200\,\mu V/\,division$ 程度に拡大し，立ち上がり潜時（onset latency）が正しく計測されているかどうかを確認する．筋電計の自動計測では，特に CMAP，SNAP の振幅が低く立ち上がりが緩やかな波形が記録された場合，潜時がより遅く計測されるため，再計測は必須である．

## 3．伝導遅延の判定

伝導遅延は跳躍伝導の障害，つまり脱髄を示唆する所見である．伝導の遅延がみられた場合，まずその「遅さ」が「どこに」あるかを評価する．図 3a は CMT1A の記録である．遠位潜時が正常のおよそ 3 倍，前腕部，上腕部の伝導速度が正常のおよそ 1/3 となっている．つまり，腋窩から筋まで，伝導速度が一様に 1/3 の速さであることがわかる．本態が髄鞘形成不全である CMT1A の伝導遅延は，部位による偏りが少なく，一様な伝導遅延 uniform slowing と呼ばれる．一方で，図 3b，図 4b はともに脱髄型 Guillain-Barré 症候群の記録で，図 3b は遠位潜時が正常の 2 倍強，前腕部，上腕部の伝導速度は正常下限をわずかに下回る程度である．これは，伝導速度が遠位部でのみ半減していることを示す．図 4b では，肘部管部に伝導遅延が集中していることがわかる．Guillain-Barré 症候群では，神経終末部，生理的絞扼部位および根に伝導遅延が集中し，こうした部位における免疫反応に対する脆弱性が病態に関与していることが示唆されている．一方で，図 4a は CIDP の記録で，前腕部，肘部，上腕部の伝導速度が正常の約 1/3 で遠位潜時が 2 倍弱と，神経幹に優位の伝導遅延を示した．同じ免疫性脱髄性ニューロパチーであっても，異なる病態であることが示唆される．

## 4．伝導ブロックの判定

伝導ブロックの電気診断は，遠位刺激 CMAP に対して近位刺激 CMAP の振幅が 50% 以上低下し，かつ CMAP の持続時間の延長が 30% 未満と定義されることが多い[7,8]．しかし，近位刺激 CMAP の振幅低下は，手技的な問題で容易に起こりうる．最も大切なことは，伝導ブロックが起きた神経の支配筋には脱力が起きていなければならない，ということである．生理学的な伝導ブロックは，伝導は停止しているが軸索は保たれるもの，と定義される．したがって，電気生理学的には，伝導ブロックの判定は，高度の脱力があるにもかかわらず，正常（かそれに近い）CMAP が記録される場合，になされなければならない．

B. 電気生理学的検査の基礎知識と実際

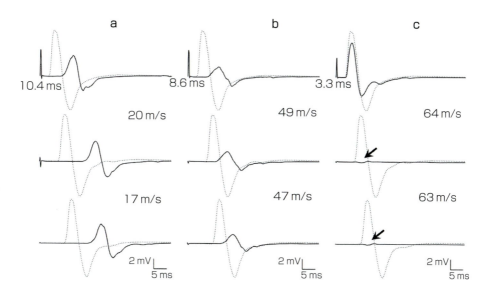

**図3　正中神経の運動神経伝導検査における異常**
　上段が手首部刺激，中段が肘部刺激，下段が腋窩刺激による複合筋活動電位（compound muscle action potential：CMAP）を表す．点線は正常波形を表す．
　a：一様な伝導遅延（uniform slowing）（CMT1A）．
　b：遠位部に偏った伝導遅延（脱髄型 Guillain-Barré 症候群）．
　c：前腕部での伝導ブロック（多巣性運動ニューロパチー）．
　詳細は本文参照．

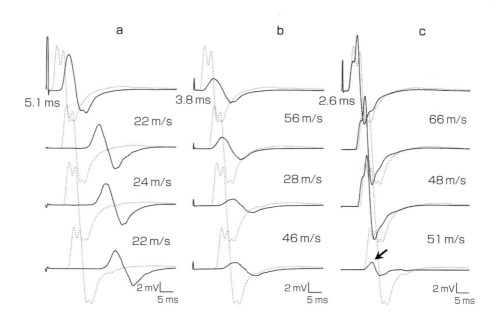

**図4　尺骨神経の運動神経伝導検査における異常**
　上から，手首部刺激，肘下刺激，肘上刺激，腋窩刺激による複合筋活動電位（compound muscle action potential：CMAP）を表す．点線は正常波形を表す．
　a：神経幹優位の伝導遅延（CIDP）．
　b：肘部に強い伝導遅延（脱髄型 Guillain-Barré 症候群）．
　c：上腕部での伝導ブロック（多巣性運動ニューロパチー）．
　詳細は本文参照．

## Chapter 1 末梢神経・筋疾患 ～診断に必要な検査の基本と進め方～

　たとえば，神経伝導検査上90％の伝導ブロックが認められた場合，記録筋の筋力はほとんどない状態でなければ矛盾している．図3cは多巣性運動ニューロパチー患者の記録であるが，こうした波形は手技的問題でも起こりうる．しかし，この患者は母指の掌側外転がまったくできなかったにもかかわらず，手首刺激により母指外転がみられ，正常のCMAPが記録された．したがって，肘部，腋窩部刺激のCMAPが非常に小さい（矢印）ことが前腕部の伝導ブロックを示していることが強く支持された．図4cは同じ患者の尺骨神経伝導検査である．腋窩部刺激でのみ，CMAP振幅が低下していた（矢印）．これだけでは伝導ブロックであるかどうかの判定は難しいが，この患者は小指外転がまったくできず，かつ，図3cに示したように，同側の正中神経の腋窩部刺激ではCMAPがほとんど記録できなかった．したがって，尺骨神経腋窩部刺激のCMAP低下が伝導ブロックであることが支持される．伝導ブロックの判定には，臨床的な観察と合わせた判断が重要である．下肢では検査を行う筋の筋力の評価が困難であるため，伝導ブロックの判定はより慎重でなければならない．

　伝導ブロックとの鑑別が重要になる現象として，近位刺激CMAPの異常な時間的分散がある．異常な時間的分散ではCMAPの持続時間が遠位に比べ30％以上延長することが基準とされるが[7]，時間的分散だけでは筋力は低下しないことから，ここでも記録筋の筋力が判断の鍵となる．

　神経伝導検査は神経学的診察の延長であるといえる．

### 文献

1) Van den Bergh PY et al：European Federation of Neurological Societies／Peripheral Nerve Society guideline on management of chronic inflammatory demyelinating polyradiculoneuropathy：report of a joint task force of the European Federation of Neurological Societies and the Peripheral Nerve Society - first revision. Eur J Neurol **17**：356-363, 2010

2) Kleyweg RP et al：Interobserver agreement in the assessment of muscle strength and functional abilities in Guillain-Barré syndrome. Muscle Nerve **14**：1103-1109, 1991

3) Kimura J：Electrodiagnosis in Disease of Nerve and Muscles：Principles and Practice, 4th Ed, Oxford Unversity Press, 2013

4) Del Toro DR, Park TA：Abductor hallucis false motor points：electrophysiologic mapping and cadaveric dissection. Muscle Nerve **19**：1138-1143, 1996

5) Oh SJ：Clinical Electromyography. Nerve Conduction Studies, 3rd Ed, Lippincott Williams & Wilkins, 2003

6) Preston DC, Shapiro BE：Electromyography and neuromuscular disorders. Clinical -Electrophysiologic Correlations, 3rd Ed, Elsevier Saunders, 2013

7) Olney RK：Guidelines in electrodiagnostic medicine：consensus criteria for the diagnosis of partial conduction block. Muscle Nerve Suppl **8**：S225-S229, 1999

8) van Schaik IN et al：European Federation of Neurological Societies／Peripheral Nerve Society guideline on management of multifocal motor neuropathy. Eur J Neurol **13**：802-808 2006

B. 電気生理学的検査の基礎知識と実際

# 2. 針筋電図

　針筋電図は，脱力のある患者がなぜ力が入らないか，その原因を検索することを目的に行う検査である．部位が中枢性か末梢性か，末梢神経か神経筋接合部あるいは筋かを明らかにし，同時にその病態が急性進行性か非進行性，あるいは緩徐進行性かを見極める．末梢神経の場合，そのレベルも明らかにする．筋生検の適応の有無，あるいはその適切な部位の選択にも用いる．

## A 針筋電図を始める前に

　針筋電図は身体診察の延長上にある．したがって，病歴を確認し患者を診察して，何が問題か，筋電図で何が知りたいかを考えることからまず始める．筋の選択にあたってどの筋が弱いか徒手筋力テスト（MMT）で確認し，筋萎縮がないかをみることが大切である[1]．病態に対する仮説を立て，まずは所見のありそうな部位から始め，結果をみながら仮説を検証し，次はどこを検査すればよいかと考えながら進めていく．必要であれば神経伝導検査や神経筋超音波検査なども同時に行う[2]．

## B 記録条件の設定

　検査機器のフィルター設定はいつも一定にし，掃引速度（時間軸）や感度は，どのような筋でも必ず同じ条件から開始するようにする．いつも同じ条件から始めることで幅とか高さとかの感覚が無意識にすり込まれ，異常の判断が容易になる．これは神経伝導検査の場合も同じである．私は常に自発放電は$100\,\mu$V/div，運動単位電位（motor unit potential：MUP）は$500\,\mu$V/div，時間軸は$10\,$ms/div に設定して始め，そのあと必要があれば変更することにしている．band pass filter は$10\,$Hz～$10\,$kHz で通常の筋電図では変更しない．同じ検査室で行う検査条件は常に一定にすることは勘違いを避けるためにも重要である．

## C 具体的な方法とその背景

### 1. 自発放電の有無をみる

#### a) 針電極刺入に伴う活動電位（刺入電位）および完全に力を抜いた筋の安静時電位

　自発放電の有無により，①筋線維自体の異常興奮性や，②末梢神経の異常興奮性を知ることができる．自発放電が確実に診断できると，筋電図の70%はマスターしたことになるといってよいほど診断的に重要である．正常では針の刺入時に陽性鋭波のような電位が数個持続して記録されるがすぐに消失する．また神経終末部に電極の先端があたると終板棘波（endplate spike）や終板雑音（endplate noise）が出現することがある．これらを除き，針を静止しても持続する電位は病的である．筋線維に由来する代表的なものとしては線維自発電位や陽性鋭波，ミオトニー放電，複合反復筋放電がある．末梢神経に由来するものとしては線維束性収縮電位やミオキミア放電がある．

## Chapter 1 末梢神経・筋疾患 〜診断に必要な検査の基本と進め方〜

### b）終板雑音（endplate noise）（図1）

終板付近で発生し，振幅10〜50μV，持続1〜2msの陰性電位で，高頻度，不規則に出現し，筋電計のスピーカーからは海辺で拾った貝殻を耳に近づけたときに類似した音が聞こえる．この電位は終板部で自然に放出されているアセチルコリンによる脱分極，すなわち微小終板電位を細胞外から記録したものである．

### c）終板棘波（endplate spike）（図1）

振幅100〜200μV，持続3〜4msの陰性棘波で5〜50Hzの範囲で極めて不規則に放電する．針電極の近くに起源があるため，多くは陰性相に始まるが，ときに終板棘波も初期陽性の3相波として記録されることもある．スピーカーからのパラパラッパラというポップコーンのはじけるときのようなリズムパターンを覚えておくと，間違うことはない．この陰性電位は針の刺入が刺激となり誘発される単一筋線維電位あるいは筋紡錘電位と考えられている．

### d）線維自発電位（fibrillation potential）（図2）

持続1〜5ms，振幅20〜500μVで，通常，陽性の振れに始まる2相性または3相性の波形を呈し，シャープな音がする．針電極が終板近くに刺入されたときは，初期相が陰性となる場合もある．単一筋線維の異常興奮で生じる．同一の筋線維による線維自発電位は比較的規則正しく繰り返され，1秒間に1〜30回程度．規則的な放電パターンから終板棘波と鑑別できる．

### e）陽性鋭波（positive sharp wave）（図2）

急峻な陽性の電位に続いて緩徐で持続の長い陰性電位がみられるもので，陰性相は陽性相より振幅が小さいが持続が長いため，全体で鋸の歯を思わせる波形となる．線維自発電位と同じ単一筋線維由来だが電極針が筋膜損傷部にあり，この位置では活動電位が終始するため陽性波のみが記録されると考えられている．その診断的意義もFPと同様であるので両者を合わせてFib/PSWと記載することもある．

●Fib/PSW：脱神経電位とも呼ばれるが，これは厳密には正確ではない．実際には筋炎，筋ジストロフィーのような筋原性の疾患でも筋線維の活動性の変性があれば局所的な脱神経を生

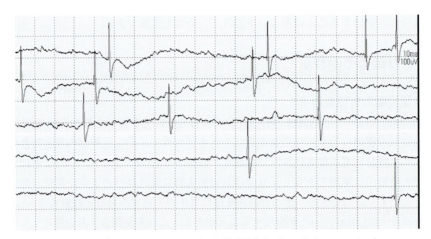

**図1　終板棘波（endplate spike）と終板雑音（endplate noise）**
いきなり陰性に立ち上がるスパイク様の2相性電位が不規則に放電しているのが認められる．発火のリズムと波形から終板棘波であることがわかる．基線は鋸の歯のようにギザギザしてみえるが，これが終板雑音である．両者は終板近傍でしか記録できず，同時に記録できることも多い．
（10ms/100μV）

*18*

じるために Fib/PSW が出現する．その数が多いことは現在変性しつつある筋線維が多数あることを示しており，筋炎や運動ニューロン疾患では活動性の指標となる．

### f) 線維束性収縮電位（fasciculation potential）（図3）

多くは神経末端の異常興奮で生じる異常放電で MUP に近似した形をとる．発火パターンは通常不規則である．

### g) ミオキミア放電（myokymic discharge）（図4）

線維束性収縮電位が繰り返して出現する，あるいはいくつかのが組になって同時に出現するものである．これらは筋萎縮性側索硬化症（ALS）や神経根障害，放射線障害によるニューロパ

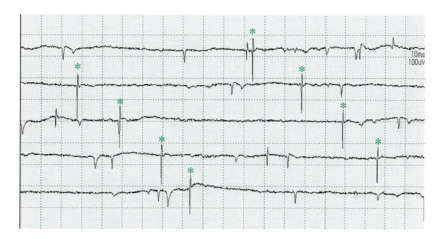

**図2 線維自発電位（fibrillation potential）と陽性鋭波（positive sharp wave）**

いずれも単一筋線維の放電で針筋電図で最も大切な電位である．典型的なものは規則的な放電を繰り返す（たとえば＊の電位）．ゆっくりと放電間隔が短くなったり長くなったりすることもあるがその変化は linear である．この放電パターンが終板棘波や運動単位電位との最も大きな鑑別点である．（10ms/100μV）

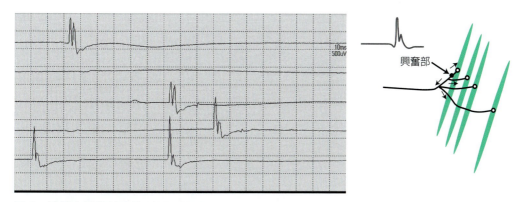

**図3 線維束性収縮電位（fasciculation potential）**

同一運動単位由来と思われる線維束性収縮電位が不規則に放電し，放電ごとにやや波形を変化させて記録されている（左）．神経末端や神経筋接合部が不安定なためと考えられている．軸索末端の異常放電による電位と考えられている（右）．ALSでは軸索末端や神経筋接合部の伝導が不安定なために放電ごとに波形が変化することが多い．（10ms/500μV）

# Chapter 1 末梢神経・筋疾患 〜診断に必要な検査の基本と進め方〜

チー，あるいは多巣性運動ニューロパチー（multifocal motor neuropathy：MMN）などの軸索変性や脱髄疾患で認められるが，ミオキミア放電は後2者で出現しやすい．これらの電位があればミオパチーは否定的である．ALSでは広汎に fasciculation potential を認め，多相性で発火ごとに波形が変化する．これは神経末端や神経筋接合部が不安定なためである．異なった運動単位由来の多種の線維束性収縮電位が同時に認められるのも ALS の特徴である．

### h）ミオトニー放電（myotonic discharge）（図5）

　針電極の刺入を引き金として生ずる規則正しい電位の反復よりなり，陽性鋭波の反復する形のものが多く増速あるいは減速しているオートバイ（motor cycle sound）や，電動ノコギリを思わせる特有な音が聞こえる．ミオトニー疾患で認められるが，臨床的にミオトニーを認めない皮膚筋炎，多発性筋炎，酸性マルターゼ欠損症（Pompe病），myotubular myopathy などの疾患でも出現する．

### i）複合反復筋放電（complex repetitive discharge：CRD）（図6）

　一群の単一筋線維が次々と放電し，その群放電が普通1秒に5〜100回の範囲で反復すること

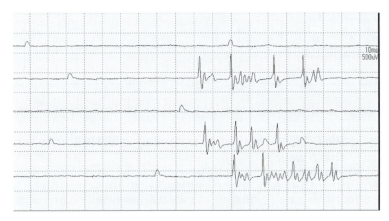

**図4　ミオキミア放電（myokymic discharge）**
同じような運動単位様の波形が繰り返し放電しているのがわかる．線維束性収縮電位が周期的に繰り返していると考えられる．（10ms/500μV）

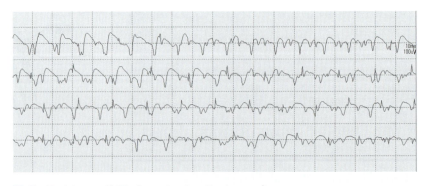

**図5　ミオトニー放電（myotonic discharge）**
スピーカーからはバイクのエンジンをふかしたり，ゆるめたりするときのような音が聞こえる．この記録では陽性の鋸状の電位がだんだん小さく，周期が長くなっている．（10ms/100μV）

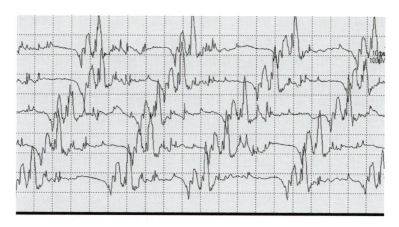

**図6 複合反復放電（CRD）**
複雑な波形が約45ms間隔で規則的に放電している．多数の筋線維がサーキットを形成し，繰り返して放電していると考えられる．（10ms/100μV）

が多い．この放電は突然出現し，短期間一定の頻度で反復したあとに突然消滅する．多相性の複雑な波形が同じ形で繰り返されマシンガンのような規則的な繰り返し音が聞こえる．ペースメーカーとなる線維が1個ないし多数の隣接線維の筋膜を直接興奮させサーキットのようになり群放電が起こる．運動ニューロン疾患や神経根障害などの神経原性疾患でも筋炎や筋ジストロフィーなどのミオパチーでも生じ特異性は低いが，慢性の病的状態を示唆する所見として重要である．

## 2. 運動単位の構築と機能の異常をみる

### a）観察項目
- 軽度の随意収縮によるMUPの形態
- 筋収縮を強めて最大収縮する過程でのMUP数の増加パターン（動員）
- 最大収縮時の干渉パターン（運動単位数）

運動単位電位（MUP）とは，針電極の先端の小さな記録範囲で，随意収縮に伴い発生する同一の運動単位に属する数十本の筋線維の活動電位の和（複合筋線維活動電位）を記録するものである．スパイク成分の振幅は記録電極に近接する数本の筋線維（場合によっては1本）との距離によって決定されるため，針電極の先端が筋線維にいかに近づくことができるかでかなり影響される．弱収縮でパチパチという高調な音が聞こえるように針先をもっていく練習を積むことがよい記録を得るためには大切である．

### b）MUPの形態変化

再支配により筋線維密度が増しているときは，電極の近くの筋線維の数が多くなり高振幅に記録されやすい．スパイク部の持続が長く，かつ高振幅のMUPは，筋線維密度の高い十分再支配がなされた運動単位である．これが「神経原性変化で高振幅」といわれる電位であるが，ミオパチーでも局所的には同様の変化が起こる場合がある．運動単位の拡がりは運動単位の持続時間に関連する．電極から離れた筋線維は振幅にはほとんど影響しない．

脱神経を示す疾患では，脱神経後の時間経過がMUPを考えるうえで重要である．外傷による一部の神経線維が離断した場合を考えると，まずWaller変性の結果筋全体でみた場合の運動

# Chapter 1 末梢神経・筋疾患 ～診断に必要な検査の基本と進め方～

単位数の減少を生じる．このとき，軸索から離脱した筋線維は異常興奮状態になり勝手に放電するようになり，これが Fib/PSW として記録される．一部の神経終末が残存する運動単位からはミオパチーでよくみられるような小さな MUP が記録されることもある．次に健常な軸索からの側枝の再支配が始まる．当初は末梢の軸索や髄鞘が未熟なため，伝導が遅く不安定で，波形が多相性で変動する（不安定運動単位電位）が，時とともに安定した多相性電位となり，同期性がよくなり筋線維密度が高くなると高振幅電位となる（図7，図8）．ALS でも類似の過程を示すと考えられるが，個々の運動ニューロンの変性時期がずれる．発症初期の場合は Fib/PSW が主体で MUP の変化は小さいが，進行するとこれらの自発放電（現在変性している運動ニューロンを反映）に加え不安定運動単位電位（最近の変性・再支配），高振幅多相性電位（少し前の変性・再支配）といったいろいろな時期の変化が混在する．ALS は運動ニューロンの変性が次々に進むため，Fib/PSW が長期間みられる．四肢体幹で広汎に線維束放電と Fib/PSW，運動単位の再支配に伴う変化を認める場合には他の疾患の可能性は低い．逆に「高振幅，長持続，多相性」の慢性期の運動単位変化のみの場合には，ALS は考えにくい．

ミオパチーの MUP では，筋線維数の減少，大小不同，再生に伴う筋線維密度の増大，肥大した筋線維などの変化が混在しており，一般的にいわれる低振幅，短持続，多相性だけではなく以下に示すような種々の変化を生じる．

ランダムな筋線維の脱落による筋線維密度の低下は低振幅と持続時間短縮の原因になり，極端な場合は単一の筋線維しか記録できない場合がある（図9，図10）．このような MUP はミオパチーにかなり特徴的で必発といってよい（発火パターンで fib は区別可能）．筋線維の変性，大小不同は同一 MUP 内の筋線維興奮の同期性を障害し，多相性電位を生じる．また再生した筋線維では fiber splitting，神経の再支配による局所的な筋線維密度の増大や筋線維の肥大化がおきるため，持続時間の長い多相性電位や不安定な MUP，高振幅電位，遅延電位を生じうる．

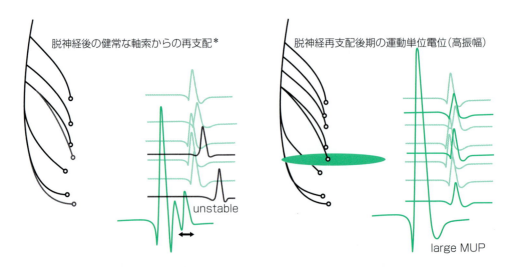

### 図7 脱神経後の再支配と運動単位電位
脱神経で変性している筋線維に健常な軸索からの再支配が起こるが，最初は再支配を受けた軸索や髄鞘が未熟なため伝導が遅く不安定で波形が多相性で変動する（左図）が，時とともに安定した多相性電位となり，筋線維密度が高くなると高振幅電位となる（右図）．

### c）運動単位の動員と最大収縮時の干渉

運動単位の動員パターンは，重要な情報となる．動員（recruitment）とは「ある力を支えるのにどのくらいの数の運動単位が参加してくるか」ということで，ミオパチーでは，筋線維の変

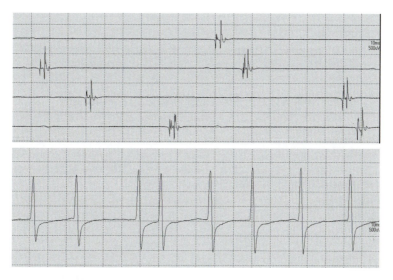

**図8　脱神経後のMUP**
上段：再生初期にみられる多相性で不安定なMUP（unstable MUP）．放電ごとに波形が少しずつ異なっているが，これは神経末端や神経筋接合部の伝導が不安定なためである．
下段：高度の軸索障害のあと再支配を受けた高振幅で持続時間の長い慢性期のMUP．できるだけ力を入れるように指示して記録しているが，力を入れても新たなMUPは動員されずに，放電頻度は約40Hzまで増加している．脱神経により軸索が減少したために力を運動単位の線維数を増やすことと，放電頻度を増加させることで代償していることを示す．（10ms/100μV）

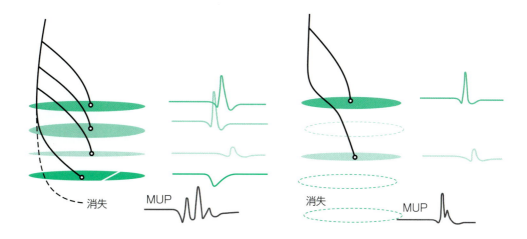

**図9　多相性波形とsmall motor unit**
ミオパチーではひとつの運動単位に属する筋線維が変性し一部は消失，あるいは萎縮や肥大を生じるため，結果として筋線維数の減少と時間的バラツキが大きくなる．この結果，多相性の波形となる（左図）．肥大線維が電極に近接しているとスパイク様の持続の短い高振幅電位が記録されることもある．筋線維の変性が高度であると線維密度が低下し，1本か2本の筋線維の電位しか記録できないsmall motor unitとなる（右図）．

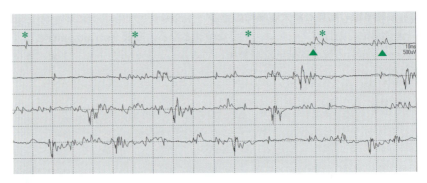

**図10 慢性ミオパチーの運動単位電位の recruitment**
　最初の部分では小さな，おそらくは単一筋線維のみと思われる MUP を認め少しだけ力を入れると多相性の運動単位が出現し，わずかに力を入れるだけで多相性で持続の長い MUP が基線を埋めてしまう．最初の MUP＊は線維密度が極めて低下した MUP で図9の右に相当するもので，次に出てくる多相性 MUP▲は図9左に相当するものである．以後別の多相性 MUP が動員され基線をすぐに埋め尽くしている．このような記録を得るためには電極を最適位置にもっていき，安静→最最弱収縮を行ってみなければならない．(10ms/500μV)

性のために，個々の運動単位が出す力が減少しているので，同じ力を出すのに多数の運動単位が必要となる．したがって，わずかの力で多数の運動単位が動員され，多相性の電位波形と相まってすぐに基線が埋め尽くされてしまう (early recruitment)（図10）．逆に慢性の運動ニューロンの障害では代償性に運動単位が大きくなり個々の力が増加しているため，弱い収縮を維持するのには少数の運動単位で十分で，力を入れても少数の運動単位しか動員されない (late recruitment)．力をだんだん強めていくと放電頻度が高くなるが MUP 数はあまり増えない．ひとつの MUP の放電頻度が15Hz 以上になっていても画面上に2〜3種類の MUP しか出現しないときは late recruitment の可能性がある．運動単位が極端に減少した場合には，動員する運動単位がなくなり，個々の運動単位が異常に高頻度（たとえば30Hz）で発火して代償しようとする（図8下段）．

　最大収縮をさせると通常の記録では 10 以上の MUP が出現し，基線がみえなくなる．しかし末梢神経が消失し運動単位数が減少した病態では，いくら力を入れようとしても数個の運動単位がみえるのみで基線が埋まることはない．これを干渉不良という．

　上位運動ニューロンの障害でも運動単位の動員が生じにくくなる．しかしこの場合は動員された少数の MUP の放電頻度は低く，MUP の形態は正常である．もしこのときに力をモニターすることができるなら，力と運動単位の動員数，発射頻度との関係は正常と変わらない．

## D 針筋電図の学習

　針筋電図ではスピーカーから出る音の高さ，音色，リズムが電位の判断のために極めて大切で，動画による学習が可能な教科書で学ぶことが必須である[3,4]．そのうえで専門家について筋電図をしばらく研鑽すれば自信をもって記録できるようになるであろう．

## 文献

1) 園生雅弘：MMT・針筋電図ガイドブック，中外医学社，東京，2018
2) 神経筋超音波研究会（編）：神経筋疾患の超音波検査実践マニュアル，南江堂，東京，2018
3) 木村　淳，幸原伸夫：神経伝導検査と筋電図を学ぶ人のために，第2版，医学書院，東京，2010
4) 関口兼司，幸原伸夫：症例から考える針筋電図，診断と治療社，東京，2017

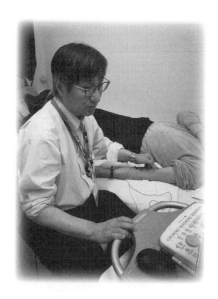

Chapter 1 末梢神経・筋疾患 〜診断に必要な検査の基本と進め方〜

# C. 組織学的検査の基礎知識と実際

## 1. 末梢神経の組織学的検査

### A 神経生検の適応

　神経生検は侵襲的な検査であり，適応を考え行う．末梢神経障害の原因として血管炎や炎症性機序の病態など，治療が考慮される場合にはよい適応になる．アミロイドーシスに伴う末梢神経障害が疑われるが遺伝子検査が容易ではない場合に適応となる．原因が不明な末梢神経障害の場合は，炎症性の機序が関与しているか，どのような障害機序が背景にあるか，などの情報を得る目的で生検の適応が考慮される．

### B 神経生検の手技と処理

　生検部位としては，一般的には腓腹神経が選択される．診察所見と伝導速度検査から所見の強い側の腓腹神経を採取する．腓腹神経は外踝とアキレス腱の間で採取する場合もあるが，やや高位より採取すると短腓骨筋の採取も可能となり，筋病理からの情報が増える．採取時の牽引や圧挫などのアーチファクトが診断感度を落とす原因のひとつであり，注意を要する．
　採取した腓腹神経は，グルタールアルデヒド用（エポン包埋準超薄切片，ときほぐし標本，電子顕微鏡標本を作製），ホルマリン固定用（パラフィン包埋切片を作製），凍結ブロック用の3つに分けて処理する．エポン包埋トルイジンブルー染色標本および連続切片から作製する電顕標本は末梢神経組織評価の基本となる．無髄C線維の評価には電顕標本が必須である．脱髄性疾患の評価にはときほぐし標本が有用である．グルタールアルデヒド固定をすると特殊染色が不可能となる．ホルマリン固定標本は必ず作製し，血管炎，浸潤細胞の性質，アミロイド沈着の有無を免疫染色や特殊染色で評価する．凍結ブロックは優先順位が低いが（採取された神経が短い場合は作製しない），免疫染色や組織を用いた遺伝・生化学的な検討に用いる．なお，凍結切片はその場で作製し観察可能なので，特に血管炎の迅速診断には有用である．炎症や沈着など部位差のある所見を疑う場合は，採取した神経の分割の段階で，ホルマリン固定用の組織として，やや離れた異なる部位が含まれるようにするとよい．

### C 正常構造

　正常の腓腹神経は，外踝のレベルで約8〜10程度の大小の神経束を含む．神経束は神経周膜に包まれ，神経周膜は tight junction で互いに接着した神経周膜細胞が5〜8層ほど層をなし形成される．各神経束を覆う間質である神経外膜には，結合組織，脂肪，大小の血管を認める．神経束内には，有髄線維，無髄線維が存在し，線維以外の部分は神経内膜と呼ばれる．神経内膜は，神経束内の神経線維以外の部位であり，神経周囲膜を貫き内部を還流する小血管，線維芽

*26*

細胞，膠原線維，間質構造からなる（図1）．腓腹神経を構成する神経線維は運動成分を含まず（正確には機能障害を起こす運動成分は少数），有髄線維と無髄線維から構成される．有髄線維は大径線維（振動覚，触覚を伝導）と小径線維（温痛覚を伝導）が存在し，有髄線維径の密度分布は2峰性をとる（図2）．有髄線維密度は年齢差があり，おおよそ6,000〜12,000本/mm$^2$であり，年齢に伴い低下する．組織観察時には年齢の情報が必須である．無髄線維は，求心性の温痛覚C線維と遠心性の交感神経C線維が含まれるが，評価には電子顕微鏡観察が必要であるが形態のみでの両者の区別は困難である．有髄線維はひとつのSchwann細胞が1本の軸索を渦巻き状に取り巻き髄鞘となり，ひとつの髄節を形成する．各髄節間がRanvier絞輪となる．個々の有髄線維は基底膜に取り囲まれている．無髄軸索は髄鞘とRanvier絞輪を持たず，複数のSchwann細胞の突起が基底膜のなかでサブユニット（Schwann cell subunit）を構成し1〜4本の軸索を取り囲む．軸索径はおよそ0.5〜2.0μmであり軸索径の分布は1.5μm前後にピークを持

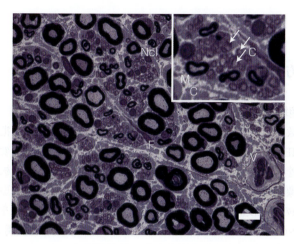

### 図1　正常腓腹神経

腓腹神経エポン包埋トルイジンブルー染色（bar＝10μm）．

有髄線維径は大径と小径の2峰性をなし，有髄線維間に無髄線維が存在する．

小径有髄線維の近傍に無髄線維の束が存在することが多い．Schwann細胞の核（Ncl）は丸く，線維芽細胞の核（F）は長く不規則な形をしている．膠原線維（C）は有髄線維と無髄線維以外の間質内の染まりとして，間質構造（M）は白く抜けて観察される．血管（V）の周囲にはpericyteがあり，血管とpericyteは周囲を基底膜により取り囲まれる．

本来は無髄軸索は電子顕微鏡で評価するが，正常の場合は光学顕微鏡でも無髄軸索（矢印）が比較的同定しやすい（白枠内）．

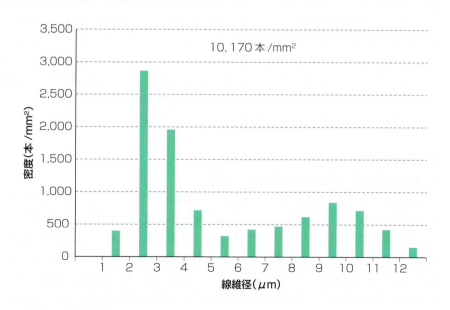

### 図2　有髄線維径のヒストグラム

Chapter 1 　末梢神経・筋疾患 〜診断に必要な検査の基本と進め方〜

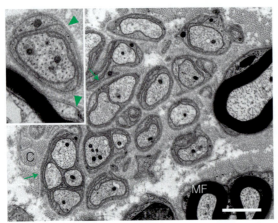

図3　腓腹神経電子顕微鏡写真
bar=2μm
無髄線維は小径有髄線維の近傍に集まって存在することが多い．無髄線維は髄鞘とRanvier絞輪を持たず，無髄軸索は長軸方向に複数のSchwann細胞の突起に取り囲まれる．複数の無髄軸索がひとつのSchwann細胞群に同時に含まれる場合もある（矢印）．軸索径はおよそ0.5〜2.0μmであり軸索径の分布は1.5μm前後にピークを持つ1峰性である．有髄線維Schwann細胞，無髄線維Schwann細胞ともに基底膜（basal lamina）に囲まれている（白枠内，矢頭）．
MF：有髄線維，C：膠原線維

つ1峰性である（図3）．

## D 基本的な末梢神経病理の読み方

### 1. ホルマリン固定パラフィン包埋切片

　採取された腓腹神経の神経束の数，間質変化，アーチファクトの有無などの全体像を把握してから詳細観察に入るのがよい．HE染色で神経外膜の炎症細胞浸潤の有無や血管構造の変化を観察する．壊死性血管炎では，血管壁上のリンパ球浸潤，フィブリノイド変性，内弾性板の破壊を伴う血管破壊，閉塞，再開通像を認める．好酸球性多発血管炎性肉芽腫症では，典型的な場合，HE染色で好酸球や肉芽腫様の細胞浸潤を認める．血管炎では，生体内の血管破壊を示唆する間質の茶色のヘモジデリン沈着の有無についても注意する．リンパ腫や腫瘍細胞浸潤では，細胞の性質評価に一般病理医のコンサルトを受ける必要がある．神経周膜のマクロファージやリンパ球の浸潤を認める場合は，サルコイドーシス，ハンセン病，血管炎，リンパ腫などを鑑別にあげ，浸潤細胞の性質を免疫染色などで評価する．アミロイド沈着は，HE染色でも神経内膜ないし血管周囲に淡いピンク色として認めるが，同定にはコンゴレッド染色やメチルバイオレット染色を追加して評価する．Masson-Trichrome染色などの髄鞘染色で，有髄線維密度のおおよそは把握でき，密度の神経束ごとの差，軸索変性像が捉えられる場合があるが，浮腫の程度の評価も含め，神経束内の評価はエポン包埋トルイジンブルー染色標本で行うほうがよい．

### 2. エポン包埋トルイジンブルー染色

#### a）有髄線維密度，有髄線維径の分布，浮腫

　年齢を考慮したうえで有髄線維の密度，有髄線維径の分布が大径，小径線維で1：2の数の割合で2峰になっているかを観察する．年齢を超える密度の低下自体で軸索障害を示す．神経束ごとの有髄線維の密度の差が存在する場合は，血管炎をはじめ，免疫機序を背景とする末梢神経障害を考える．多くの末梢神経障害は，大径有髄線維優位の脱落を示すが，小径有髄線維優位の有髄線維の脱落は，アミロイドーシス，Fabry病，Tangier病，hereditary sensory neuropathy Iなどの遺伝子の末梢神経障害で認める．中間径の有髄線維の割合は高齢になるに従い増加するが病的には，脱髄に伴う大径線維の径の小径側へのシフト，軸索障害後の再生線維の

増加などで認める．密度評価時には，間質の開大である浮腫の存在にも注意をする．神経周膜直下の間隙の広がりに加え，中心部の神経内膜の個々のSchwann細胞や膠原線維間の広がりがある場合に浮腫と判断できる．浮腫の存在，特に神経束ごとの浮腫の程度の差は炎症性機序の存在を示唆するが，ビタミン$B_1$欠乏，ポルフィリアなど非炎症性の病態でも認めることがあるので注意する．

**b) 有髄線維の形態の変化**

①軸索変性（図4a）

　神経細胞や軸索が一次性に障害される変化をいう．主なものにWaller変性（有髄線維の切断後に遠位に生じる変化），dying back degeneration（神経細胞の障害により有髄線維の末梢から中枢に向かい逆行性に軸索が変性）がある．横断面の病理所見として捉えられやすいのはWaller変性である．Waller変性は，神経線維が切断後の末梢の線維基底膜内で生じる変化で，遠位の軸索の変性，髄鞘崩壊，基底膜内に入り込んでくるマクロファージによる崩壊物の処理，Schwann細胞の増殖，軸索再生にいたる経過である．数週間でマクロファージの処理はピークに達するが，この間，有髄線維軸索障害像は急性期の変性過程で様々な形態として観察される．急性期初期の軸索を失い髄鞘が球状に変化した像をミエリン球（ミエリンオボイド）と呼ぶ（図5）．再生期に移行すると軸索は0.5～1mm/日のスピードで伸長するが，再生有髄線維の絞輪間の距離は短縮し，髄鞘の厚さももとのものに比較し薄くなる．また，もともとの有髄線維の基底膜内で複数の軸索が再生することで再生軸索が集まって存在するようになる（クラスター形成）（図5枠内）．ミエリン球とクラスター形成像は，軸索障害を示す重要な所見である．

②節性脱髄（図4b）

　髄鞘または髄鞘を形成するSchwann細胞に一次的障害があり，髄鞘が髄節性に剝がれる変化．急性期の脱髄所見として，基底膜を破って侵入してきたマクロファージによる髄鞘の貪食

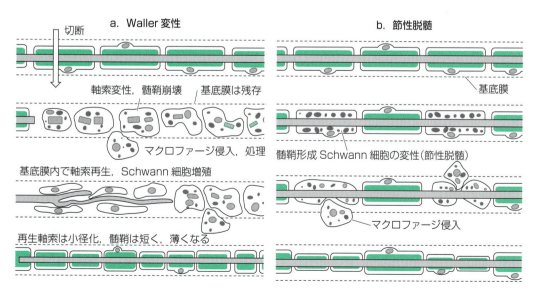

**図4　有髄線維形態変化の時間経過**
a：Waller変性
b：節性脱髄

# Chapter 1 末梢神経・筋疾患 〜診断に必要な検査の基本と進め方〜

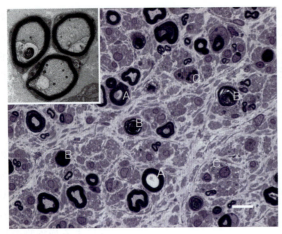

**図5　有髄線維軸索障害**
腓腹神経エポン包埋トルイジンブルー染色（bar＝10μm）．
血管炎症例に認めた様々な相の有髄線維軸索障害の形態．超急性期では軸索内の変性し淡明化し正常のオルガネラ構造が消失してみえる（A）．その後，軸索構造を失い変性ミエリンが球状にみえる形態をとる（ミエリン球）（B）．ミエリン崩壊産物の処理が進むとSchwann細胞またはマクロファージのかたまりとして認めるが，光学顕微鏡ではやや同定しにくい（C）．再生有髄線維は軸索径に比較して髄鞘が薄く，しばしば集まり存在する（クラスター形成）（白枠内，電子顕微鏡写真）．間質は開大しており浮腫が存在する．

像を認める．一見，ミエリン球様にもみえるが軸索が保たれている点が異なる．脱髄部位は再髄鞘化するが，絞輪間の距離は短縮し髄鞘の厚さも薄くなる．Guillain-Barré症候群や慢性炎症性脱髄性多発根ニューロパチー（CIDP）の急性期で認める所見である．慢性期の脱髄所見としては，脱髄と再髄鞘化を繰り返すことで生じるonion bulb変化や髄鞘の菲薄化した線維の多発を認める（図6）．これらは，遺伝性のCharcot-Marie-Tooth病（CMT）や炎症性のCIDPのどちらにも認める所見であるが，CIDPでは所見の神経束ごとの差や神経束内の浮腫が存在する場合がある．なお，脱髄性の場合，理論的には軸索が保たれることになるが，脱髄性の病勢が高度の場合や長期間にわたる病態の場合には，二次的に軸索障害が生じてくる．

③無髄線維の形態の変化

無髄線維の形態変化の判断には，正確には電子顕微鏡観察が必要であり，より経験が必要になる．しかし，図1のエポン包埋トルイジンブルー染色標本（油浸接眼レンズ100倍で撮影）と図3の電子顕微鏡写真像を見比べると，適切に処理された固定のよい標本であれば，無髄線維の変化のおおよそを知ることができる．無髄線維の形態の変化を念頭に置いた光学顕微鏡観察のポイントを以下に述べる．

油浸レンズを用いて神経内鞘を観察しながら，バックとなる間質，膠原線維，Schwann細胞の色調を区別する．そのうえで，無髄線維の軸索が同定しやすいかどうか？　本来無髄線維があるべき場所に軸索を失ったSchwann細胞のかたまりがないか（無髄線維型 denervate Schwann cell subunit：無髄 dSCS），本来の無髄線維の大きさを超えたSchwann細胞のかたまりがないか（有髄線維型 denervate Schwann cell subunit：有髄型 dSCS）を判断する．dSCSは，軸索を失ったSchwann細胞であり，複数のSchwann細胞の突起が基底膜に囲まれ存在する．dSCSの大きさと部位に注意し線維脱落に伴う反応を評価する．実際の電子顕微鏡観察でも，dSCSが有髄型か無随型であるかは，大きさと残存有髄線維との位置関係で判断している．有髄線維と無髄線維の脱落の程度が相応しているかにも注意する．無髄線維が相対的に保たれる例として，脱髄性の病態，傍腫瘍性 sensory neuronopathyがあり，大径有髄線維に比較して無髄線維と小径有髄線維が脱落する例として，遺伝性 sensory autonomic neuropathyがある．

④その他の所見

Fabry病で神経周膜細胞や神経束内の内皮細胞内に顆粒状の構造物を認める．糖尿病では，神経束内の血管周囲の基底膜の高度の肥厚を認める．糖尿病合併例の所見評価において参考になる．

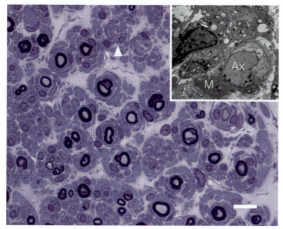

**図6　有髄線維脱髄性変化**

腓腹神経エポン包埋トルイジンブルー染色（bar＝10μm）.
Charcot-Marie-Tooth 病（CMT）に認める脱髄性変化．軸索径に比較して髄鞘の薄い線維が多発し，周囲には onion bulb 形成を認める．高度に髄鞘が菲薄化した線維（矢印），かつて onion bulb があったであろう中心の有髄線維が失われた像（矢頭）も認める．枠内（電子顕微鏡写真）は，CIDP に認めた急性期の脱髄性変化．基底膜を破って侵入してきたマクロファージによる髄鞘の貪食により軸索（Ax）は髄鞘を失い裸（naked axon）になっている．

## 3. ときほぐし標本

ときほぐし標本での評価は，有髄線維を1本1本分離して髄鞘変化を定量的に評価する方法である．したがって，100本の線維で評価する場合，その有髄線維の選択はバイアスなく神経全体を代表するようにしなければならないため，さらに大変である．評価は，髄節ごとの髄鞘の厚さの変化，ミエリン球の形状からなされた Dyck の基準（condition A から H まで分けられている）に基づき行う[1]．有髄線維の脱髄性変化を定量的に評価する場合に用いる．

## 4. 腓腹神経病理診断の有用性

血管炎，腫瘍細胞浸潤，サルコイドーシス，アミロイド沈着，ハンセン病などの疾患では，診断に直結する直接的所見を得られる．しかしながら，このような病態は血管炎を除いてはまれである．腓腹神経病理では，各組織処理で得られる所見を総合的に判断することで，病態把握や治療方針に役立つ情報を得る．所見から炎症性か遺伝性かを判断する，障害線維の選択性から診断を絞り込む，活動性の所見の頻度から炎症性機序の病勢を判断する，所見変化の特徴から障害機序を推定する，などはその例である．臨床情報から病態を考えて病理所見を読むことにより，腓腹神経病理診断の有用性が増すといえる．

### 文献
1) Dyck PJ, Thomas PK：Peripheral Neuropathy, 4th Ed, Saunders, 2005

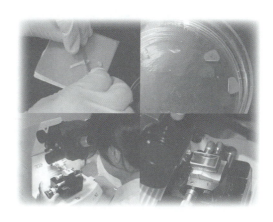

Chapter 1 末梢神経・筋疾患 ～診断に必要な検査の基本と進め方～

# 2. 筋の組織学的検査

筋生検は組織学的解析を行うために実施する．歴史的に，筋疾患のほとんどが病理学的所見に基づいて定義・分類されており，原則として筋疾患の診断には病理学的評価が必要である．

## A 筋生検の適応

原則としてすべての筋疾患は筋生検の適応がある．ただし，筋強直性ジストロフィーや顔面肩甲上腕型筋ジストロフィーなど，筋生検を行わなくても診断が可能な疾患や筋生検を行っても診断がつかない疾患は，原則として適応とならない．また，ALS などの神経原性疾患は，特別な理由がない限り適応とならない．

## B 筋生検の手順

### 1．筋生検部位の決定
以下の条件を考慮して採取部位を決定する．
①各 fiber type が均等にモザイク状に分布している筋を採取：たとえば，傍脊柱筋や前脛骨筋はタイプ1線維優位であることが知られ，特別な理由がない限り，このような筋は避けるべきである．
②軽度～中程度に障害されている筋を採取：障害されていない筋では正常所見，過度にやられている筋では脂肪組織のみと，診断に役立たないことが多く，MMT 4 程度にやられている筋を採取する．
③腓腹筋は可能な限り避ける：腓腹筋では，筋疾患であっても群集萎縮様の神経原性所見がしばしば認められる．一方，神経原性疾患であっても機械的な負荷のためかしばしば壊死・再生変化を伴う．したがって，筋原性変化と神経原性変化の鑑別が困難で結論が出せないこともある．
④（筋炎を疑う場合）骨格筋 MRI で炎症所見の存在を確認した筋を採取：筋炎では炎症巣が均一には分布していないために，炎症巣がある部位を狙って筋生検する必要がある．したがって，筋生検前の骨格筋 MRI は必須である．経験的に MRI 未施行で筋生検された筋炎疑い例の約半数で，診断的所見が認められない．

### 2．麻酔
①成人：協力が得られる患者では，覚醒下で局所麻酔を用いて筋生検を実施する．局所麻酔にはエピネフリンを含まない1％リドカインを用い，人工的に筋線維を壊死させることがないよう皮下のみに浸潤させる．したがって，筋膜を切開し筋を採取する際には痛みを伴うことをあらかじめ説明しておき，経静脈的に鎮静・鎮痛薬を投与できるよう準備が必要である．
②小児：原則として小児では全身麻酔を用いる．筋疾患においては悪性高熱との関連を心配する声もあるが，悪性高熱との関連が完全に証明されているのは *RYR1* 遺伝子変異による

一部の例のみである．国立精神・神経医療研究センターでは，悪性高熱を起こしにくいとされるプロポフォールを用いて静脈麻酔を行い，全麻下であっても成人と同様の局所麻酔も併用している．

## 3. 筋生検（図1）

顕微鏡で微細構造を観察するために検体を採取するということを念頭に置き，丁寧に検体を取り扱う．筋自体を結紮したり，電気メスを用いたりしない．

①皮膚の切開：筋腹中央部で2～4 cm程度の切開を，筋線維の走行に沿って加える．

②筋膜の露出：皮下組織を鈍的に剥離し，筋膜を露出する．

③筋の露出：筋膜切開後，両側3ヵ所ずつモスキートペアンでつまみ筋を露出させる．

④筋の剥離：先の尖ったMetzenbaumタイプの剪刀で，筋線維の方向に対して垂直に穴を開ける．その穴に平坦な摂子などを通し，筋線維方向に滑らせながら，鉛筆程度の太さで円筒形の検体を鈍的に剥離する．

⑤筋の切り出し：両端を剪刀で少しずつ切り進めて，1 cm程度の長さの円筒形の検体を採取する．一気に切断すると筋が収縮して検体の方向がわからなくなるので注意が必要である．採取する検体の中央部に軽く一針糸を掛けておき検体を持ち上げて取り出す．

⑥乾燥防止：採取した検体は，すぐに湿潤ガーゼで包む．湿りすぎたガーゼは検体が水を吸って人工産物ができてしまうため，片手で一度しっかりと握って水滴がしたたり落ちない程度に絞っておくことが重要である．

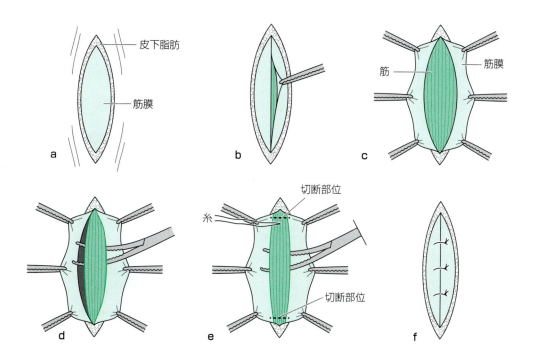

**図1 筋生検手順**
（平山惠造（監修）：臨床神経内科学，第6版，南山堂，p.832，2016[3]）より許諾を得て転載）

## C 検体の処理

### 1. 新鮮凍結固定

　組織化学染色や免疫染色などの組織学的評価には，検体の新鮮凍結固定が必要である．通常イソペンタン・液体窒素が用いられるが，試薬が入手困難な際は，次善の策としてアセトン・ドライアイスが用いられる．可能な限り固定温度の低い前者の方法を用いる．

①コルク上への設置：試験管の栓として用いられるコルクを4等分に輪切りにしたものの上に，トラガカントゴムを少量の水に溶かして粘土状にしたものを用いて，採取した検体を垂直に立てる．この際，検体の露出部分を多くすることを心がける．

②イソペンタン・液体窒素での固定（図2）：イソペンタン（2-メチルブタン）を入れた100 mLサイズのビーカーを紐または針金などで吊るした状態で，液体窒素に浸ける．撹拌させながらイソペンタンを−160℃の凝固点まで冷却する．凝固点に達したところで，コルク片の上にトラガカントゴムを用いて立てておいた検体を，コルクの部分を鑷子で摘みコルクごと冷却イソペンタン中に浸けて，細かく撹拌させ，およそ1分を目処に凍結させる．凍結した検体は，すぐにドライアイスの上に置く．凍結した検体は絶対に溶かさないことが必要であり，凍結後は常にドライアイスに直接触れるようにしておく．

③アセトン・ドライアイスでの固定（図3）：アセトンを入れたビーカー内に砕いたドライアイスを少しずつ入れてアセトンを冷却させる．冷却したアセトン中で，コルクの上に立てた検体を1分間撹拌させながら凍結固定する．ちなみにドライアイスの温度は−79℃なので，この方法では，−79℃で検体を固定することになる．凍結後はすぐにドライアイスの上に載せる．検体表面のアセトンが乾燥して消失するまで，数分ドライアイス上で放置さ

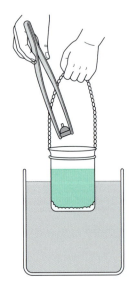

図2　検体処理法（イソペンタン・液体窒素法）
（平山惠造（監修）：臨床神経内科学，第6版，南山堂，p.834, 2016[3]より許諾を得て転載）

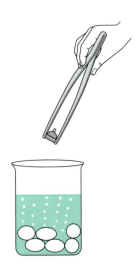

図3　検体処理法（アセトン・ドライアイス固定）
（平山惠造（監修）：臨床神経内科学，第6版，南山堂，p.834, 2016[3]より許諾を得て転載）

C. 組織学的検査の基礎知識と実際

せる.

④保存：-80℃のディープフリーザーを用いる．この際，凍結乾燥を防ぐべく，小瓶やフィルムのプラスチックケースなどに密閉容器に検体を入れる．国立精神・神経医療研究センターでは，シンチレーションカウンター用のバイアル瓶（20 mL）（WHEATON 225288）を利用している．運搬する際にも，密閉容器に検体を入れたまま，ドライアイスとともに送付する.

## 2. 電顕用固定

診断確定に電顕的解析が必要になることはまれであるが，最初の段階で固定を行っておかなければ，あとから電顕を行うことは不可能である．したがって，できる限り電顕用の固定も行ったほうがよい.

①切り出し：径1 mm，長さ1 cm程度の筋を筋線維の方向に沿って切り取る.

②スライドグラスへの貼りつけ：切り取った検体を，スライドグラスの磨りガラスの上に少し引き延ばしながら貼りつける.

③固定：スライドグラスに貼りつけた状態で，2.5％グルタールアルデヒド溶液（0.1 M，pH 7.4のリン酸バッファーまたはカコジル酸バッファーに溶かしたもの）に2〜3時間浸して固定する.

④保存：固定終了後はバッファーが入った小瓶に入れて冷蔵保存する.

⑤包埋：1ヵ月以内にエポン樹脂に包埋する．包埋後は半永久的に保存できる.

## 3. 輸送

①凍結筋は絶対に溶かさない：クーラーボックス（KARUX KC-3，KC-5など）を用いて送付する．箱一杯にドライアイスを詰める．ドライアイスが十分入れてあれば，冷凍便を利用する必要はない．逆にドライアイスが十分に入っていない場合には，冷凍便を利用しても検体は溶けてしまう．検体瓶が可能な限り直接ドライアイスに触れるようにして送る．新聞紙などの緩衝材は入れない．箱の蓋はガムテープなどで密閉する．最短で到着するようにする．週末や午後の遅くの到着を避ける.

②3層に梱包する：凍結検体を輸送する場合，WHO「感染性物質の輸送規制に関するガイダンス 2017-2018 版（適用免除品ヒト由来検体（Exempt human specimen））」に従い，3層からなる容器に梱包して輸送する必要がある．一次容器は検体が入った密閉容器である．これを，二次容器としてジプロック式ナイロンバッグ（バリアパウチ，バイオパウチなどの製品もある）に入れ，さらに，一次容器が壊れた場合に液性成分を吸収できるようにティッシュペーパーなどの小片を入れる．このナイロンバックに入った検体をドライアイスとともに三次容器である発泡スチロール製の箱に入れる．二次容器に入れる吸収紙は最小量とし，二次容器に入った一次容器と二次容器の外側にあるドライアイスとの接触を妨げないようにする.

③電顕用検体・血液検体は常温で送る：電顕用の検体は，バッファーに浸かった状態またはエポン樹脂に包埋した状態で，常温で送付する．特に凍結筋と同時に送付する場合，バッファーに浸かった状態の検体が凍らないように注意する（別便で送る）．遺伝子解析などで血液検体を送付する場合も検体の凍結を避けるべく，原則として別便で送る.

**Chapter 1** 末梢神経・筋疾患 ～診断に必要な検査の基本と進め方～

## 4. 切片作製

凍結筋の切片はクリオスタットを用いて作製する．組織化学染色の場合10μmの切片を，免疫染色の場合6～8μmの切片を作製しスライドグラス上に貼りつける．

## 5. 染色

国立精神・神経医療研究センターで行っている各種組織化学染色を表1に示した．最も基本となるヘマトキシリン・エオジン（HE）染色の方法を下に記す．その他の染色方法については，文献2を参照されたい．

1) ハリスのヘマトキシリン液に浸す（5～10分）
2) 水洗（5～10分）
3) 1%エオジンに浸す（30秒～1分）
4) 軽く水洗する
5) 50%→100%まで希釈倍率を変えたエタノールに順次浸して脱水
6) キシレンに浸す
7) カナダバルサムで封入

表1 国立精神・神経医療研究センターで行っている組織化学染色

1. ヘマトキシリン・エオジン染色（hematoxylin and eosin；H&E）
2. ゴモリ・トリクローム変法（modified Gomori trichrome；mGT）
3. NADH-tetrazolium reductase（NADH-TR）
4. コハク酸脱水素酵素（succinate dehydrogenase；SDH）
5. チトクロームc酸化酵素（cytochrome c oxidase；COX）
6. SDH/COX二重染色
7. Oil red O（ORO）
8. 酸ホスファターゼ（acid phosphatase；ACP）
9. アルカリホスファターゼ（alkaline phosphatase；ALP）
10. 非特異的エステラーゼ（nonspecific esterase；NSE）
11. アセチルコリンエステラーゼ（acetylcholinesterase；AChE）
12. Periodic acid Schiff（PAS）
13. Congo red
14. Myoadenylate deaminase（AMP deaminase）
15. Menadione-linked $\alpha$-glycerophosphate dehydrogenase（MAG）
16. ホスホフルクトキナーゼ（phosphofructokinase；PFK）
17. ホスホリラーゼ（phosphorylase）
18. Myosin ATPase（ルーチン）pH 10.3
19. Myosin ATPase（ルーチン）pH 10.4
20. Myosin ATPase（ルーチン）pH 10.5
21. Myosin ATPase（ルーチン）pH 10.6
22. Myosin ATPase（ルーチン）pH 10.7
23. Myosin ATPase（ルーチン）pH 10.8
24. Myosin ATPase（pH 4.7）
25. Myosin ATPase（pH 4.6）
26. Myosin ATPase（pH 4.5）
27. Myosin ATPase（pH 4.4）
28. Myosin ATPase（pH 4.3）
29. Myosin ATPase（pH 4.2）

（西野一三：臨床神経 51：669-676, 2011 [1] を参考に作成）

# C. 組織学的検査の基礎知識と実際

## D 染色標本の評価

### 1. 組織化学染色の意義と読み方

#### a）ヘマトキシリン・エオジン（HE）染色

最も基本となる染色であり，すべての構造的変化を記載する．HE染色以外の染色は，本染色で十分評価できない変化をみるための補助的な染色である．評価に際しては，筋束の形と分布，筋線維，間質を順次評価し，さらにその他すべての変化を記載する．筋線維は成人男性の場合，正常では，直径60〜80μm程度の大きさで，多角形をしている．核は辺縁部に存在している．萎縮線維が集まって存在する場合，群集萎縮と呼ばれ，脱神経を反映する神経原性変化の所見である．また萎縮線維が筋束内の周辺部に集まっている場合はperifascicular atrophyと呼ばれ，皮膚筋炎の診断的な所見である．間質は，内鞘（endomysium）と周鞘（perimysium）は分けて捉える．線維化の有無は，内鞘で判断する．正常では内鞘には線維組織が存在していないことから，少しでも線維化が起これば確実に判断できるからである．細胞浸潤についても，内鞘と周鞘とでは，診断的な重要性が異なる．血管など筋以外の構造物の変化にも注意を払う．

#### b）Gomoriトリクローム変法

特殊な構造物を染め出すための染色である．赤色ぼろ線維（ragged red fiber），ネマリン小体（nemaline body），細管集合体（tubular aggregate），cytoplasmic body，縁取り空胞（rimmed vacuole）などが本染色で描出される．筋内神経の髄鞘が赤く染色される．末梢神経障害がある際には，しばしば有髄神経の脱落が観察される．

#### c）NADHテトラゾリウム還元酵素（NADH-TR）

筋小胞体，ミトコンドリア，ライソゾームに活性がある．正常筋線維の細胞質では，主には筋小胞体の分布を反映して，筋原線維間の網目構造（intermyofibrillar network）がみえる．筋原線維の乱れに応じて，この網目構造が乱れてくる．そのパターンにより名前が付いている．代表的な変化には，セントラルコア，target fiber，分葉線維，虫喰い像などがある．乳児重症型のX連鎖性ミオチュブラーミオパチーでは，細い筋線維の周辺部が抜けたように染色され，peripheral haloと呼ばれる．

#### d）ミオシンATPase

正常骨格筋では，赤筋であるタイプ1線維と白筋であるタイプ2A線維，タイプ2B線維がほぼ1/3ずつモザイクを成して存在している．この筋線維タイプを決定するための染色がミオシンATPaseである．アルカリ条件（通常pH 10.6前後）で前処理を行うとタイプ1線維のミオシンATPase活性が失われて，タイプ2線維のみが染色される．逆に酸性条件（通常pH 4.2前後）で前処理を行うと，タイプ2線維のミオシンATPase活性が失われて，タイプ1線維のみが染色される．ここから少しpHを上げてpH 4.6前後とするとタイプ2線維のうち，タイプ2B線維のみが少し活性を示すようになり，中間色で染め出される．一方，神経支配を受ける前の未熟な筋線維はタイプ2C線維と呼ばれ，どのpH条件でも染色されるという特徴がある．再生線維の多くはタイプ2C線維である．タイプ1線維が選択的に細い場合，タイプ1線維萎縮と呼ばれ，先天性ミオパチーをはじめとする筋原性疾患で認められる．これに対してタイプ1線維萎縮は疾患特異性が乏しく，加齢，廃用性萎縮，中枢性神経障害など様々な病態で出現する．タイプ1線維の割合が55%を超えるとタイプ1線維優位と呼ばれる．ネマリンミオパチーなどの先天性ミオパチーでは，タイプ1線維萎縮，タイプ1線維優位，タイプ2B線維欠損を伴うことが多

*37*

Chapter 1　末梢神経・筋疾患 ～診断に必要な検査の基本と進め方～

い．各筋線維タイプのモザイク状の分布パターンが崩れて，単一の筋線維タイプがまとまって存在している場合は筋線維タイプ群化と呼ばれ，神経再支配を反映する神経原性変化の所見である．

### e）その他

コハク酸脱水素酵素（SDH）とチトクローム c 酸化酵素（COX）はともにミトコンドリア呼吸鎖酵素である．MELAS では血管異常を反映して，しばしば SDH で濃染する血管を認め，strongly SDH-reactive blood vessel（SSV）と呼ばれる．赤色ぼろ線維ではしばしば COX 活性が失われており，focal COX deficiency と呼ばれる．酸ホスファターゼはライソゾーム酵素のひとつである．欠損酵素がライソゾームにある Pompe 病では空胞が強く染色される．貪食にライソゾームを利用しているマクロファージもよく染色される．アルカリホスファターゼは正常では小血管に軽度に活性が認められるのみであるが，筋線維再生の一時期にも発現を認めることから，活性が認められる筋線維は再生線維と確認できる．一部の炎症性ミオパチーでは，周鞘にアルカリホスファターゼが認められる．アセチルコリンエステラーゼは神経筋接合部の評価に用いる．非特異的エステラーゼは，すべてのエステラーゼ活性を反映する．比較的急速に萎縮した線維は細胞質が濃染する．オイルレッド O は中性脂肪を染め出す染色法で，筋線維内の脂肪滴の評価に用いられる．Periodic acid Schiff（PAS）染色はグリコーゲンを染め出す．他にホスホリラーゼ，ホスホフルクトキナーゼはそれぞれ糖原病 V 型，Ⅶ型で染色性が失われる．Menadione-linked α-glycerophosphate dehydrogenase（MAG）は還元小体を描出するための染色である．

## 2．代表的所見

### a）神経原性疾患

脱神経を反映する群集萎縮と神経再支配を反映する筋線維タイプ群化のいずれか，または両者がみられる．群集萎縮は規模に応じて，小群（集）萎縮，大群（集）萎縮などと呼ばれる．そのほか，target/targetoid fiber が多数認められるときは，通常，神経原性変化である．筋内神経束では，有髄神経の脱落が観察されることがある．

### b）筋ジストロフィー

筋ジストロフィーは進行性の筋線維の壊死・再生を主体とする遺伝性筋疾患と定義される．筋線維は壊死を起こすと，すぐに再生が始まり，4〜6 週間程度でほぼもとに戻る．筋ジストロフィーのような繰り返し壊死を起こす疾患では，壊死〜再生後期までの様々なフェーズの線維が観察される．Duchenne 型筋ジストロフィーをはじめとする筋線維膜の脆弱性を根本病態とする疾患では，しばしばフェーズの揃った壊死・再生線維が数本から数十本単位でまとまって存在している像が観察される．内鞘線維化を伴うことが多い．肢帯型筋ジストロフィー 2A 型では進行期には分葉線維が出現する．

### c）先天性ミオパチー

先天性ミオパチーは基本的に病理所見で定義される疾患群である．セントラルコア病ではセントラルコアが出現する．典型例ではほぼすべての筋線維がタイプ 1 線維である．ネマリンミオパチーではネマリン小体が出現する．典型例では，タイプ 1 線維萎縮，タイプ 1 線維優位，タイプ 2B 線維欠損を伴っている．

### d）炎症性筋疾患

多発筋炎および封入体筋炎では，内鞘へ浸潤したリンパ球が非壊死性線維を取り囲み，さらには非壊死性線維内部へも浸潤している像がみられる．周鞘の血管周囲のリンパ球浸潤の疾患

特異性は低く，炎症性筋疾患の絶対的根拠にはならない．封入体筋炎では，縁取り空胞を伴う筋線維が認められる．皮膚筋炎では perifascicular atrophy を認める．同部位では，しばしばチトクローム c 活性が低下している．最も頻度の高い炎症性ミオパチーは，抗 SRP 抗体をはじめとする特定の自己抗体との関連性が示唆されている免疫介在性壊死性ミオパチーである．免疫介在性壊死性ミオパチーでは炎症細胞浸潤はないか，あってもごく軽度にとどまるが，壊死・再生線維が比較的多数認められる．小児期発症例では筋ジストロフィーと誤診されることもある．抗 ARS 症候群では，perimysium の変化が目立ち結合組織の断片化に加えて，アルカリホスファターゼがしばしば強陽性を示す．サルコイドミオパチーでは，非乾酪性肉芽腫が認められる．

### e）代謝性筋疾患

　発作性に横紋筋融解を繰り返す疾患は，病理学的変化に乏しいことが多い．筋生検の時期によっては，壊死・再生線維が認められることがあるが，ほぼ同じ壊死または再生のフェーズにある点が筋ジストロフィーと異なっている．脂質蓄積性ミオパチーでは筋線維内の脂肪滴がサイズ・数ともに増加している．糖原病ではグリコーゲンが増加しているが，凍結標本の PAS 染色ではしばしば水溶性であるグリコーゲンが流れ出てしまい，正確な評価が難しいことが多い．Pompe 病では内部に好塩基性で不定型な構造物を有するライソゾーム性の比較的大きな細胞質内空胞が筋線維に認められる．脱分枝酵素欠損症（糖原病 III 型）では，筋線維膜直下を中心に，グリコーゲンが蓄積した比較的大きな空胞が筋線維内に認められる．分枝酵素欠損症（糖原病 IV 型）では，HE 染色で真珠のように無機質な染色パターンを示す polyglucosan body の出現が特徴的である．この polyglucosan body は PAS 染色で染色されるが，ジアスターゼを作用させても染色性が失われない（ジアスターゼ抵抗性）．この 3 つ以外の糖原病では，筋病理学的に特徴的な病理所見を呈することは少ない．

## E　免疫染色

　Duchenne 型筋ジストロフィーをはじめとする一群の筋ジストロフィーは，特定の蛋白質の欠損で発症するため，免疫染色でその蛋白質の有無をみることで診断が可能である．たとえば，ジストロフィンは正常では筋線維膜に発現が認められるが，Duchenne 型筋ジストロフィーでは完全に欠損している．炎症性筋疾患の評価には，MHC クラス I，MHC クラス II，C5b-9 補体複合体などが用いられる．浸潤細胞に対するマーカーを用いたタイピングも行われる．多発筋炎および封入体筋炎で非壊死性線維に浸潤しているのは，CD8 陽性の細胞障害性 T 細胞が主体である．MxA などインターフェロン-$\alpha/\beta$ 誘導性蛋白質は，皮膚筋炎例の骨格筋で特異的に発現しており診断に有用である．

## F　国立精神・神経医療研究センターでの対応

　筋病理診断は，国立精神・神経医療研究センターに依頼することもできる．依頼する場合には，疾病研究第一部のホームページ（https://www.ncnp.go.jp/nin/guide/rl/index.html）の記載を参照する．同意書や病歴用紙など，必要な書類もダウンロードできる．正しく固定された検体の場合，到着後 3〜4 週間で最初の結果が報告される．

　また，同ホームページでは筋生検，固定手技の解説ビデオを公開している．日本語，英語，

# Chapter 1 末梢神経・筋疾患 〜診断に必要な検査の基本と進め方〜

タイ語に対応しているため，活用いただきたい．

## 文献
1) 西野一三：筋病理の基本．臨床神経 **51**：669-676，2011
2) 埜中征哉：臨床のための筋病理，第4版，日本医事新報社，東京，2011
3) 平山惠造（監修）：臨床神経内科学，第6版，南山堂，東京，2016

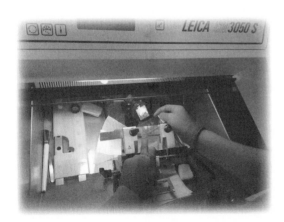

D. 画像検査の基礎知識と実際（CT，MRI，エコーなど）

# D. 画像検査の基礎知識と実際（CT，MRI，エコーなど）

## 1. 末梢神経疾患

　末梢神経疾患においては，末梢神経に対してどのような組織学的変化が生じているかを判断する必要がある．そのために，まず，病歴，診察所見を詳細にとり，その情報をもとに，対象となる神経に関連した神経伝導検査，針筋電図などの電気生理学的検査による機能的評価が行われる．さらに神経生検や筋生検などの組織学的な検討を行うことによって，診断確度をより上げることができる．いくつかの末梢神経疾患では，比較的特異的な血液マーカーが見い出されているものもある．最終的な診断は，すべての情報を集めたうえで，総合的に判断される．

　しかしながら，電気生理学的検査では，ある程度障害部位ならびに病理学的変化を推測することは可能であるものの，その原因を直接明らかにできるものではない．神経生検は侵襲を伴い，運動神経を対象とすることはできない．このように，いずれの評価法も有用ではあるが限界もある．そのため，近年では，非侵襲的に末梢神経を直接形態評価することが可能である画像診断を用いて，上記検査とは別の視点からの情報を加えることによって，より正しい診断に近づくことが試みられている．

### A 末梢神経の画像検査の種類と適応

　末梢神経自体は細く長い臓器であることから，画像的に評価するためには高い解像度を必要とする．そのため，従来の機器では評価に十分な画像が得られなかったが，近年の画像検査機器の進歩により，その問題は解決されつつある．実際の臨床現場では，末梢神経疾患の画像検査には，MRIや超音波検査が使用されてきている．

#### 1. MRIによる末梢神経評価

　MRIによる末梢神経の評価に用いる撮像法はMR neurographyと呼称されることが多い．今世紀になり，3T MRIが臨床現場に導入されるとともに，高解像度の立体画像が得られるようになった．MRIの利点として，神経の形態変化が立体画像によるパターンで捉えやすい点があげられる．

　現在までにMR neurographyとして，腕神経叢，腰神経叢を主な対象として，神経そのものを強調する方法，周辺組織の信号を抑制し神経を浮かび上がらせる方法，拡散テンソルトラクトグラフィーを用いる方法など種々のシーケンスが試みられている．より末梢レベルの神経の評価については報告が少ない．

**41**

## Chapter 1 末梢神経・筋疾患 ～診断に必要な検査の基本と進め方～

### a) 神経そのものを強調することによる MR neurography

末梢神経においては，軸索と髄鞘により水分子の動き（拡散）は神経の走行方向に制限されている．diffusion weighted imaging（DWI）により，神経の走行に垂直な拡散のみを検出することで，選択的に神経を描出することが可能となる．さらに，もともとは全身の悪性腫瘍のスクリーニングのために開発された広範囲拡散強調画像（diffusion weighted whole body imaging with background signal suppression：DWIBS）を応用して，末梢神経の神経組織を特異的に描出する diffusion weighted MR neurography が Takahata らによって開発され，実際の臨床応用例として慢性炎症性脱髄性多発根ニューロパチー（CIDP）での末梢神経腫大の検出が可能であることが報告されている[1]．しかしながら，DWIBS は全身を覆う特殊なコイルが必要であるなど臨床応用には課題が多い．

### b) 背景信号を抑制することによる MR neurography

short tau inversion recovery（STIR）法は T1 緩和時間差を用いて，背景信号を抑制することによって，周囲に存在する脂肪織などの信号を抑制し，対象となる組織を浮かび上がらせる方法で，脂肪抑制画像の一種である．条件を工夫することによって，STIR 画像を用いて末梢神経を浮かび上がらせ，その画像をもとに最大値投影表示（maximum intensity projection：MIP）法を用いて三次元再構成画像を作製することができる．DWI と同様に，CIDP の患者での神経肥厚の評価に応用することが可能であると報告[2]されている（図 1）．

3D SHINKEI（3D nerve-SHeath signal increased with INKed rest-tissue RARE Imaging）[3] は 3D 高速スピンエコー（VRFA-TSE）T2 強調画像をベースに，末梢神経の周囲に存在する骨や脂肪組織を選択的脂肪抑制パルスで抑制し，動脈や静脈などの脈管，および筋組織からの信号を抑制する技術（diffusion-weighted pre-pulse）を追加して神経を描出する方法である．比較的明瞭に神経の描出が可能とされ，今後の臨床応用が期待される．

### c) 拡散テンソルトラクトグラフィー（diffusion tensor tractography：DTT）

DTT とは diffusion tensor imaging（DTI）によって得られる，水分子の拡散異方性の最大の方向を任意の関心領域から追跡することによって得られる画像である．Takagi らによって，末梢神経の DTT による画像化の報告[4]がなされ，異方性の程度を示す fractonal anisotrophy（FA）値が，神経損傷からの再生過程にある末梢神経において軸索密度や軸索径と強い相関を示すことが示された．しかしながら，この方法では，神経の腫大や絞扼などの形態学的変化を純粋に捉えることは困難であり，特性を理解した臨床応用が求められる．

## 2. 超音波を用いた末梢神経評価

超音波技術の急速な進歩に伴い，解像度ならびに画像分解能力の向上により，末梢神経の詳細な検索に用いることができるようになってきている．超音波の利点として，周辺組織との位置関係がつかみやすく，神経の変形があった場合にはその原因検索も同時に可能である点，動画でのデータが得られることから，関節の運動や筋肉の運動による神経の形態変化も捉えることが可能である点や，神経断面積や直径などを測定することで定量評価が可能である点があげられる．

### a) 実際の測定

実際に施行する際には，誤差をできるだけ少なくするため，神経の走行に垂直にプローブを当てるように心がけ，小指などを患者の皮膚にあてておくとプローブが安定して操作できる（図2）．経験的に，主要な末梢神経の観察には 10 MHz 以上のプローブが用いられるが，より詳細

D. 画像検査の基礎知識と実際（CT，MRI，エコーなど）

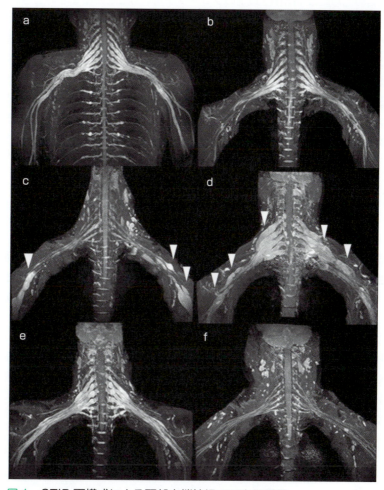

**図1 STIR再構成による頸部末梢神経の三次元画像**
a, b：CIDP
c, d：MADSAM
e：CMT
f：cervical spondylosis
(Shibuya K et al：Ann Neurol 77：333-337, 2015[2] より許諾を得て転載)

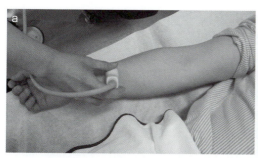 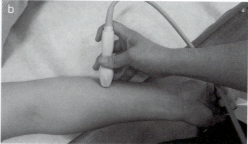

**図2 末梢神経超音波検査の際のプローブの当て方**

## Chapter 1 末梢神経・筋疾患 〜診断に必要な検査の基本と進め方〜

な検索のためには14 MHz以上のプローブを用いることが望ましいとされる.

　超高周波のプローブを用いることにより,神経の内部構造である神経束レベルの観察も行うことが可能となってきている.しかしながら,高周波の超音波は組織深達度が低い点が弱点であり,高周波になればなるほど深部の神経の観察には向かないことを認識して,適切な条件で観察することが求められる.逆に,高周波数プローブは比較的表皮に近い神経の観察に向いているともいえる.それゆえ,四肢末梢の神経の観察はMRIと比較して容易である.機器の設定については,頸動脈観察のための設定を用いれば,ある程度の観察が可能である.最近の機器では微小組織観察のための条件設定をプリセットで備えていることが多いため,最初はそれを用いたうえで,実際の画像を確認しつつ微調整を行うことが多い.

## Ｂ 末梢神経超音波検査の臨床応用

### 1. 絞扼性末梢神経障害

　絞扼性末梢神経障害とは末梢神経の絞扼(圧迫)によって生じる障害であり,手根管症候群,肘部管症候群,Guyon管症候群,橈骨神経麻痺,胸郭出口症候群,腓骨神経障害,足根管症候群,Morton病(底側趾神経の前足部での圧迫)などがあげられる.超音波による観察を行うことによって,絞扼性末梢神経障害の絞扼部の周辺では,神経腫大が同定できることがあり,診断に応用されている.しかしながら,診断に際してのカットオフ値については種々の報告がなされており,使用する機器,体格の影響や人種による差も存在する可能性もあるため,臨床症状や神経伝導検査と合わせて評価する必要がある.絞扼の原因として周辺組織の変化があり,ガングリオンや,腱などによるものがある.超音波による観察によって,絞扼原因の描出が可能であることもある.

### 2. 脱髄型末梢神経障害

　CIDPや多巣性運動ニューロパチー(multifocal motor neuropathy:MMN),Charcot-Marie-Tooth病(CMT)などのいくつかの脱髄型ニューロパチーでも神経肥厚がみられることが報告されており,肥厚を検出することにより診断につながることがある.末梢神経は微小な組織であるため,神経肥厚を検出するためには厳密な正常値に基づいた検討が必要になる.日本人での検討[5]での上肢ならびに頸神経根の大きさの正常値を表1に示すが,使用機器などの違いにより測定誤差が生じる可能性もあり,厳密な判定には各施設の正常値を作成することが望ましい.

　複数の測定値を用いて,スコア化を行い評価する方法もいくつか試みられている[6〜8].詳細は割愛するが,いずれのスコアも疾患ごとの差異を浮かび上がらせるために作成されており,末梢神経障害の診断を網羅的に行うことができるわけではなく,それぞれのスコアの利点と欠点を理解し,目的に応じて利用する必要がある.

### 3. 神経束の砂時計様くびれを伴う末梢神経障害[9]

　特発性前骨間神経麻痺などの原因不明の単神経障害の患者のなかに,神経束の砂時計様くびれ(hourglass-like fascicular constriction)を伴う症例があり,手術によりくびれを解除することによって改善する症例が存在することが知られていた.以前は手術により局所展開が行われた際に肉眼的にくびれを検出する以外には診断ができなかったが,2014年にNakashimaらが,超音波での神経束レベルの観察により砂時計様くびれが観察可能であると報告(図3)[10]して以

D. 画像検査の基礎知識と実際（CT，MRI，エコーなど）

**表1　上肢と頸部神経根の末梢神経超音波検査正常値**

| | 男女総合 | | 男性 | | 女性 | |
|---|---|---|---|---|---|---|
| | 平均値 | 正常上限<br>（mean＋2SD） | 平均値 | 正常上限<br>（mean＋2SD） | 平均値 | 正常上限<br>（mean＋2SD） |
| 正中神経（CSA；mm$^2$） | | | | | | |
| 手根部 | 8.5 | 11.9 | 8.7 | 11.9 | 8.3 | 11.9 |
| 前腕遠位部 | 6.0 | 8.6 | 6.6 | 9.2 | 5.4 | 7.4 |
| 前腕近位部 | 5.6 | 7.8 | 5.8 | 8.2 | 5.5 | 7.5 |
| 肘部 | 9.1 | 13.5 | 10.2 | 14.4 | 8.0 | 11.4 |
| 上腕中央部 | 8.2 | 11.6 | 9.0 | 12.4 | 7.4 | 10.2 |
| 尺骨神経（CSA；mm$^2$） | | | | | | |
| 手根部 | 4.1 | 6.1 | 4.5 | 6.3 | 3.8 | 5.6 |
| 前腕遠位部 | 4.7 | 6.7 | 5.0 | 6.8 | 4.4 | 6.4 |
| 前腕近位部 | 4.6 | 6.2 | 4.6 | 6.2 | 4.6 | 6.4 |
| 肘部 | 6.7 | 10.5 | 7.0 | 11.2 | 6.4 | 9.6 |
| 上腕中央部 | 4.8 | 6.8 | 5.1 | 7.3 | 4.5 | 5.9 |
| 頸神経根（長軸像での直径；mm） | | | | | | |
| C5 | 2.14 | 2.74 | 2.19 | 2.75 | 2.1 | 2.74 |
| C6 | 2.99 | 3.89 | 3.03 | 3.99 | 2.95 | 3.79 |
| C7 | 3.39 | 4.35 | 3.42 | 4.4 | 3.36 | 4.3 |

（Sugimoto T et al：Ultrasound Med Biol 39：1560-1570, 2013 [5] を参考に作成）

降，術前診断を行うことが可能となってきている．

## 4．外傷性末梢神経障害

外傷により末梢神経主幹部が離断した場合には，断端部が腫大し，偽神経腫（stump neuroma）と呼ばれる所見がみられる．完全離断か，部分的な損傷かを判定することによって，予後予測に応用が可能である．

## 5．末梢神経腫瘍

末梢神経の腫瘍には，神経鞘腫，悪性リンパ腫，神経線維腫症などがあげられ，末梢から連続的に検索を行うことによって，腫瘍の同定が可能となる場合がある．腫瘍がみつかった場合には周辺組織への浸潤の有無なども検討する．

## 6．その他

糖尿病性末梢神経障害，small fiber neuropathy，神経痛性筋萎縮症，サルコイドニューロパチー，アミロイドーシスなど，種々の末梢神経障害において報告がなされている．多くは神経の腫大を同定し，障害部位の同定や，障害の程度の推測に役立つ情報が得られるとされている．今後の研究の発展と，症例の積み重ねにより，臨床応用の方法について確立されてくるものと思われる．

Chapter 1 末梢神経・筋疾患 〜診断に必要な検査の基本と進め方〜

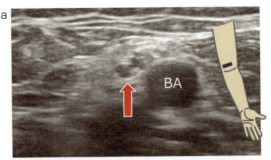
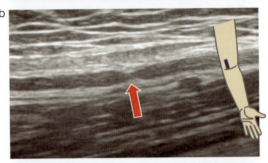
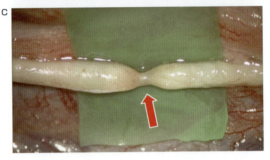

**図3 砂時計様くびれを伴う前骨間神経麻痺の超音波画像と実際の手術所見**
a：短軸像．正中神経の内側深層の神経束に腫大を認める．
b：長軸像．砂時計様くびれを認める．
c：術中所見．顕微鏡下神経線維束剝離術を行うとエコーで観察したとおりの砂時計様くびれが指摘された．
（Nakashima Y et al：Ultrasound Med Biol 40：1718-1721, 2014 [10]）より許諾を得て転載）

## C おわりに

　末梢神経に対しての画像的評価は，これまでの機能的評価では得られなかった有用な情報を提供でき，末梢神経障害の診断精度を上げることに貢献することが可能である．MRIでは全体のイメージを把握し，障害パターンを明らかにしやすいものの，末梢の評価については超音波検査のほうがより詳細に検討可能であるものと考えられる．今後より多くの施設で末梢神経疾患の診断に際してMRI，超音波の両者を臨床応用していくことが望まれる．

## 文献

1) Yamashita T et al：Whole-body magnetic resonance neurography. N Engl J Med **361**：538-539, 2009
2) Shibuya K et al：Reconstruction magnetic resonance neurography in chronic inflammatory demyelinating polyneuropathy. Ann Neurol **77**：333-337, 2015
3) Yoneyama M et al：Rapid high resolution MR neurography with a diffusion-weighted pre-pulse. Magn Reson Med Sci **12**：111-119, 2013
4) Takagi T et al：Visualization of peripheral nerve degeneration and regeneration：monitoring with diffusion tensor tractography. Neuroimage **44**：884-892, 2009
5) Sugimoto T et al：Ultrasonographic reference sizes of the median and ulnar nerves and the cervical nerve roots in healthy Japanese adults. Ultrasound Med Biol **39**：1560-1570, 2013
6) Grimm A et al：The Ultrasound pattern sum score - UPSS. A new method to differentiate acute and subacute neuropathies using ultrasound of the peripheral nerves. Clin Neurophysiol **126**：2216-2225, 2015
7) Kerasnoudis A et al： Nerve ultrasound protocol in differentiating chronic immune-mediated neuropathies. Muscle Nerve **54**：864-871, 2016
8) Sugimoto T et al：Ultrasonographic nerve enlargement of the median and ulnar nerves and the cervical nerve roots in patients with demyelinating Charcot-Marie-Tooth disease：distinction from patients with chronic inflammatory demyelinating polyneuropathy. J Neurol **260**：2580-2587, 2013
9) 中島　祐ほか：特集（末梢神経の画像診断）—超音波診断．末梢神経 **27**：27-33, 2016
10) Nakashima Y et al：High-resolution ultrasonographic evaluation of "hourglass-like fascicular constriction" in peripheral nerves：a preliminary report. Ultrasound Med Biol **40**：1718-1721, 2014

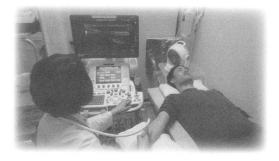

Chapter 1 末梢神経・筋疾患 ～診断に必要な検査の基本と進め方～

# 2. 筋疾患

　筋疾患を疑う患者の診断・評価として，筋画像検査は電気生理学的検査，筋の組織学的検査，検体検査とならび重要な位置を占める．組織学的検査と画像検査を対比することで，筋のマクロとミクロ形態からの評価ができることから，より詳細な分析が可能となる．筋生検を行う前に筋画像検査を行うことにより，診断に有用な病理所見が得られる部位が予測できる．また，電気生理学的検査と画像検査を対比することで，針筋電図の異常所見を画像異常から予測することが可能となり，針筋電図検査を最小にすることができる．このように，筋画像検査単独で診断を確定させることは困難ながら鑑別診断の絞り込みを容易とし，他検査による診断能力を最大化できることから，臨床における有用度は高い．

 ## 筋の CT 検査

　骨格筋 CT 検査は全身を撮像することが容易であることから，日本で頻用されてきた．主な評価指標としては，筋断面積，筋平均輝度，輝度のヒストグラム分布などである．骨格筋 CT においては，筋内脂肪量と平均 CT 輝度が正の相関を持つ．多くの筋疾患では筋 CT 輝度が変化するが，加齢によっても輝度変化をきたす．その理由として，加齢に伴う筋の脂肪置換あるいは筋内水分量の変化を反映する可能性が示唆されている．また，筋の石灰化があれば高信号を示す．

### 1. 放射線被曝への懸念

　CT 機器の保有台数は世界的にみると日本が突出していることから，過剰な CT 検査による放射線被曝は日本に特有といってもよい問題である．CT による医療被曝線量は検査部位により異なるが，1 回の検査で数ミリシーベルトから十数ミリシーベルトとされ，胸部単純 X 線撮影の数十回から数百回分に相当する．CT 検査を受けた小児において発がんが有意に増加しているとの報告もあることから，特に小児において骨格筋 CT は推奨されず，MRI やエコーなどの画像検査を考慮すべきである．

### 2. 筋 CT 検査で認められる主な所見

　筋 CT 所見は Bulcke らにより提唱された 4 点評価法が一般的に使用されている．
　○正常
　○筋萎縮：断面積の減少と輝度の低下
　○虫食い所見：骨格筋に低輝度部位が散在（脂肪置換に相当）
　○消失：骨格筋に低輝度部位が広範に存在
　神経筋疾患による筋萎縮・脂肪置換を上記スケールにて評価することが可能である．しかし，筋 CT では軟部組織のコントラストが MRI に比べて低いため，軽度異常の検出感度は高くない．また，筋 CT の最大の問題点として，筋組織の炎症性変化や浮腫の検出力が MRI と比較して大きく劣るため，炎症性筋疾患においては筋 MRI 検査をまず考慮すべきである．逆に，CT 検査の利点として骨組織を明瞭に描出できることがあるため，骨格筋と骨組織の相互関係が診断に

D. 画像検査の基礎知識と実際（CT，MRI，エコーなど）

重要である場合はCT検査がよい適応となる．同様にCT検査は石灰化を鋭敏に検出することができるため，筋組織の変性・壊死に伴う非特異的異常，外傷後の骨化性筋炎，副甲状腺機能亢進症などの病態で筋石灰化が生じればCT輝度が上昇する．

造影CTは骨格筋疾患の診断において一般的には推奨されない．骨格筋腫瘍が鑑別診断にあがる場合は，PET-CTが適応となることがあるが，本項の主題からは外れるので詳細は省く．

## B 筋のMRI検査

### 1. 検査の概略

T1強調単純MRIでは筋組織は低信号を示す．脂肪置換がある部分では高信号を，局所浮腫があれば筋組織より低信号を示す．高信号域の有無により，各筋をGrade 0（正常）からGrade 4（完全に脂肪置換）に分類した半定量評価を行うことが多い．また，結合織はT1低信号を示す．次に，T2強調単純MRIでは脂肪組織と浮腫がともに高信号をきたすため臨床的意義が小さい．その代わりにshort-TI inversion recovery（STIR）法などの脂肪抑制T2画像を用いることが多い．STIR法では浮腫が選択的に高信号を示すことから，早期の筋炎症に対する検出力が高い（図1）．石灰化はT1強調，STIR法ともに低信号を示す．また，ガドリニウムを用いた造影T1強調画像では炎症性筋疾患で高信号を示す[1]．

拡散強調画像（diffusion imaging）や灌流画像（perfusion imaging）は脳血管障害で頻用される撮像法であるが，筋疾患に対しては報告が少ないため，臨床的意義については今後の検討が必要である．

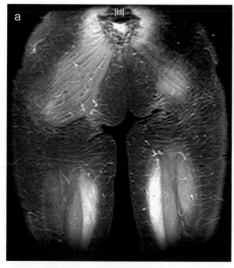
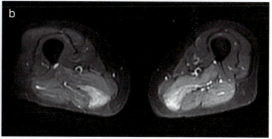

図1　臨床的に多発性筋炎を示した73歳女性のMRI所見
　　short TI inversion recovery（STIR）法にて大腿二頭筋を中心として両側ハムストリングスに高信号域を認め，炎症の存在が予想される．
　　a：冠状断
　　b：水平断

Chapter 1 末梢神経・筋疾患 ～診断に必要な検査の基本と進め方～

## 2. 筋MRIでの分布評価と診断アルゴリズム

　MRIの技術的制限より全身をくまなく撮像することは現実的ではない．むしろ，上腕部，大腿部，下腿部など主要部位をカバーする撮像プロトコルを用いる施設が多い．体幹など非典型的な分布を示す症例に対しては撮像部位を適宜追加する．筋ジストロフィーなどの筋疾患において，特徴的な分布パターンが遺伝子診断と相関を示す報告が近年相次いでおり，画像データをもとに効率的に遺伝子検査や筋組織検査を行うことができるようになってきている．ten Damらが提唱する4ステップ法では，以下のとおりのアルゴリズムで鑑別診断の絞り込みを行っている[2]．

　○ステップ1：画像上特徴的な分布があるか．
　○ステップ2：筋内に著明な浮腫を認めるか．
　○ステップ3：大腿部やハムストリングスに画像異常を認めるか．
　○ステップ4：前脛骨筋や下腿三頭筋に画像異常を認めるか．

## 3. 筋MRIと筋組織評価

　筋疾患において確定診断は遺伝子検査や筋組織診断によりなされることが多い．しかし，筋組織診断により適切に診断が行われるためには，中等度に障害された筋からの生検を行うことが重要となる．障害が軽度な筋組織では特徴的な病理像が得られず，また高度に障害された組織では脂肪置換された終末像が得られるにとどまるからである．そのため，筋生検を行う前に画像検査を行い，生検部位の選択を行うことが望まれる．STIR画像で高信号を示す部分は組織学的に炎症を示す可能性が高く，炎症性筋疾患を疑う症例では生検に有用な部位と考えられる．

## C 筋のエコー検査

### 1. 検査の概略

　本項では筋エコー検査に最低限必要な概略を述べるにとどめ，超音波検査（エコー検査）の詳細な原理は成書を参照されたい[1~3]．

#### a）超音波の表示法

　Aモード，Bモード，Mモード表示がある．Aモード表示とは，生体内の組織境界面で発生させた反射エコーをプローブにて受診した反射強度を振幅に変換して表示したものである．Bモード表示とは，Aモードと同様に得られた反射エコーの強度変化を輝度変化に変換し画像として表示するものであり，筋の観察には最も一般的に用いられる方法である．Mモード表示は，プローブを固定しその時間的変化を観察することで画像を得る方法であし，心臓や血管など動きがみられる組織を観察する場合に有用である．筋エコー検査では，不随意運動の評価や随意筋収縮での組織観察に用いられることが多い．

#### b）超音波ビームの操作方式

　通常の検査では電子操作方式を用いる．ビームの放射方向により，電子スキャンプローブの形状が異なる．筋の描出にはビームを直線状の指向性を持つリニアプローブを用いることが多い．

#### c）周波数と画像描出力

　同じリニア型電子スキャンでも，異なる周波数で描出力が異なる．低周波では深部までビームが透過できるが，全体的に周囲がぼやけた画像になる．高周波では浅部の描出力が優れてい

D. 画像検査の基礎知識と実際（CT, MRI, エコーなど）

るが，深部組織の観察が困難になる欠点がある．筋エコー検査では，周波数 11 MHz 程度のリニア型プローブを用いるのが一般的である．

## 2．筋エコーでみえるもの
### a）筋組織のエコー像
　正常筋組織は低輝度に，筋膜は高輝度に描出され，また骨表面では超音波が反射するため，それより深部の観察はできない．筋は高輝度を呈する筋膜に囲まれた低輝度域として描出されるので，筋の厚みを計測することは比較的容易である．計測のためには短軸像で計測することが多い．筋の厚さは一般的に 30～40 歳代がピークであり，年齢や運動によって変化する．高齢になるに従い大腿四頭筋を中心とした下肢の筋で厚みが小さくなることが多い．

### b）筋のエコー輝度
　筋疾患の診断にとって重要なのは筋のエコー輝度である．筋外傷や悪性新生物のエコー所見は本項の主題から外れるので述べないが，その他の筋疾患では筋線維の脂肪置換や炎症性変化に伴い筋エコー輝度が上昇する．注意すべきこととして，プローブと体表との角度によりエコー輝度や組織間コントラストが容易に変動しうることである（図2）．そのため，プローブは原則体表に垂直に固定することが必要である．また，プローブと体表との間に空気の層があると超音波が強く反射するため，ゼリーを体表に塗布し乾燥しないように注意しなければならない．
　正常高齢者においても筋エコー輝度が若年者と比較して上昇すること，また廃用性筋萎縮でも筋エコー輝度が増加することから，安易に異常と診断しないように留意する．
　筋萎縮は筋疾患と末梢神経疾患の両方で起こるため，筋エコー輝度の異常上昇は両疾患で起こりうる．末梢神経疾患では筋組織学的に群性萎縮をきたすことと相関するように，神経疾患による筋萎縮では輝度変化がまだらなエコー像を示すことが多いが，筋疾患では比較的均一で粒子が細かい高エコー像を示すことが多い．
　筋 MRI 検査と同様に，エコー輝度異常の筋ごとの分布が診断に有用である．皮膚筋炎などの

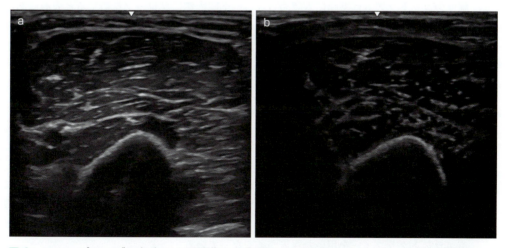

**図2　エコープローブの角度による画像への影響：24 歳健常女性の上腕二頭筋の短軸像**
　プローブを体表に垂直に保持した像と比較すると，プローブを 30°倒した場合，エコーコントラストが不良となり輝度の細かい変化が見にくくなる．

# Chapter 1 末梢神経・筋疾患 〜診断に必要な検査の基本と進め方〜

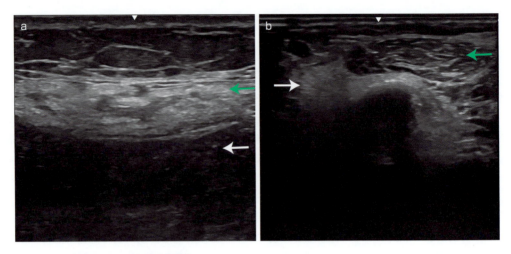

**図3 封入体筋炎での筋輝度解離**
a：近接した筋でのエコー輝度変化は IBM に特徴的であり診断的意義が大きい．腓腹筋では高エコー輝度を示しながら（緑矢印），ヒラメ筋ではエコー輝度がほぼ正常に保たれる（白矢印）．
b：前腕では，深指屈筋が萎縮し高エコー輝度を示しながら（白矢印），尺側手根屈筋ではエコー輝度が軽度上昇にとどまる（緑矢印）．

炎症性筋疾患では比較的広範かつ均一にエコー輝度異常を示す．封入体筋炎（IBM）は臨床的に深指屈筋や大腿四頭筋を中心とした脱力や筋萎縮が特徴的であるが，筋エコーでもこれらの筋にエコー輝度の上昇と筋厚の減少を認める（図3）．前腕尺側にプローブを当てると，深指屈筋（flexor digitorum profundus：FDP）と尺側手根屈筋（flexor carpi ulnaris：FCU）が隣接して描出され，エコー輝度の比較が容易である．正常では FDP と FCU のエコー輝度はほぼ同一であり，多発性筋炎などの炎症性筋疾患では両筋が同様に高エコー輝度を示す．一方，IBM では FDP のエコー輝度が上昇しながら，FCU のエコー輝度はほぼ正常に保たれる．IBM ではエコー輝度のコントラストは下腿にも認められる．下腿内側にプローブを当てると表層にある腓腹筋は高エコー輝度を示すのに対し，深部のヒラメ筋のエコー輝度は比較的保たれる．また，局所的エコー輝度異常が診断に有用なことがある．たとえば，筋内に腫瘤結節像を示す像があれば筋サルコイドーシスの診断を示唆する．

## 3．筋エコー検査の最近のトピックス

エラストグラフィーは組織の硬さをエコーにより定量評価できる技術であり，肝硬変の評価として近年保険適用となった．大きく分けて，組織を加圧した際のひずみ分布を計測して相対的な硬さ分布を画像化する方法と，組織を加振した際の剪断波の伝搬速度分布を計測して定量的な硬さ分布を画像化する方法がある．筋組織の硬さをエラストグラフィーで定量的に計測できるため，様々な疾患での応用が始まっている．たとえば，炎症性筋疾患では組織の線維化を反映して筋組織の硬度が増大している．また，脳性麻痺や脳卒中後の痙縮の客観的評価としてもエラストグラフィーを用いた報告が多くなっている．

D.画像検査の基礎知識と実際（CT，MRI，エコーなど）

### 文献
1) Wattjes MP, Fischer D (eds)：Neuromuscular Imaging, Springer, New York, 2013
2) ten Dam L et al：Muscle imaging in inherited and acquired muscle diseases. Eur J Neurol **23**：688-703, 2016
3) 神経筋超音波研究会（編）：神経筋疾患の超音波検査実践マニュアル，南江堂，東京，2018

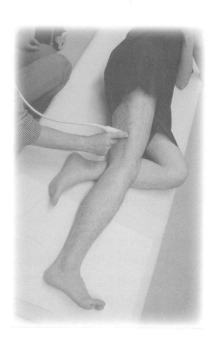

Chapter 1 末梢神経・筋疾患 ～診断に必要な検査の基本と進め方～

# E. 検体検査の基礎知識と実際

## 1. 末梢神経疾患

### A 血液検査

末梢神経障害をきたす疾患は多岐にわたるため，鑑別のために様々な項目の血液検査を行う必要がある．末梢神経障害の鑑別のために行う一般的な血液検査を表1に示す．

表1 末梢神経障害の診断で行う一般的な血液検査

| 代謝・栄養 | 血糖，HbA1c，クレアチニン，TSH，FT$_4$，ビタミンB$_1$，ビタミンB$_{12}$，ビタミンE，葉酸 |
|---|---|
| 血管炎・感染症 | CRP，赤沈，白血球，好酸球，リウマチ因子，抗CCP抗体，抗核抗体，抗SS-A抗体，抗SS-B抗体，抗ds-DNA抗体，抗Sm抗体，MPO-ANCA，C-ANCA，クリオグロブリン，ACE，HBV，HCV，HIV，HTLV-1，サイトメガロウィルス，ボレリア |
| M蛋白血症 | IgG，IgA，IgM，蛋白分画（下図），蛋白免疫電気泳動，免疫固定法 |
| その他 | 各腫瘍マーカー，乳酸，ピルビン酸 |

蛋白分画によるM蛋白の検出

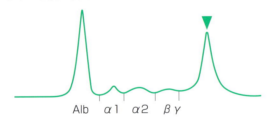

蛋白分画でγグロブリン分画にアルブミン分画と類似したMピーク（矢頭）がみられ，免疫グロブリンがモノクローナルに増加していることを示す．
抗MAG抗体陽性ニューロパチーではIgMのM蛋白がみられ，POEMS症候群ではIgAまたはIgGのM蛋白を認める．

### B 脳脊髄液検査

脳脊髄液の総量は100～150 mLであり，1日に約500 mL産生される．正常の脳脊髄液の性状は水様無色透明であり浮遊物は認めない．正常所見を表2に示す．

末梢神経障害の診断に役立つ脳脊髄液検査所見として，細胞数は正常であるが蛋白量が増加する「蛋白細胞解離」がGuillain-Barré症候群や慢性炎症性脱髄性多発根ニューロパチーでみられる．しかしながら，脊椎や脊髄疾患においても蛋白細胞解離を呈することがあるため疾患

E. 検体検査の基礎知識と実際

表 2　腰椎穿刺による脳脊髄液の正常所見

| 外観 | 無色透明 |
|---|---|
| 初圧 | $70 \sim 180 mmH_2O$ |
| 細胞数 | $5/mm^3$ 以下（すべて単核球） |
| 総蛋白 | $15 \sim 45 mg/dL$ |
| 糖 | 血糖値の $1/2 \sim 1/3$ |

表 3　蛋白細胞解離を呈する末梢神経障害の鑑別

Guillain-Barré 症候群
慢性炎症性脱髄性多発根ニューロパチー
糖尿病性ニューロパチー
アルコール性ニューロパチー
悪性腫瘍に伴うニューロパチー
家族性アミロイドニューロパチー
POEMS 症候群
中毒性・薬剤性ニューロパチー
甲状腺機能低下症（手根管症候群を呈することがある）

特異度は低い．蛋白細胞解離がみられることがある末梢神経障害を表 3 に示す．

## C その他の検体検査

### 1. 尿沈渣

　Fabry 病では尿沈渣でマルベリー小体がみられる．尿沈渣は簡易に行うことが可能なため，Fabry 病を疑った場合はまず尿沈渣を施行する．

### 2. 中毒に対する検査

　有機溶剤や重金属による中毒では末梢神経障害を呈することがある．n-ヘキサン中毒では尿中 2.5-ヘキサンジオンの上昇がみられ，鉛中毒では血中鉛濃度の上昇や血清コプロポルフィリンの上昇がみられる．

### 3. 血清 VEGF

　POEMS 症候群では血清の血管内皮増殖因子（vascular endothelial growth factor：VEGF）が異常高値を呈する[1]．VEGF は血管新生や血管透過性亢進作用があり POEMS 症候群の病態と関連している．POEMS 症候群では血清 VEGF は通常 1,000 pg/mL 以上となる．保険適用ではないが外注検査が可能．

### 4. 自己抗体

　免疫介在性ニューロパチーの診断では末梢神経を構成する成分に対する自己抗体の検査を行う．これまで様々な自己抗体が同定されているが，実際の臨床に有用な自己抗体を以下にあげる．

### a）抗ガングリオシド抗体

　ガングリオシドはヒト神経系に豊富に含まれている糖脂質である．本抗体は Guillain-Barré 症

# Chapter 1 末梢神経・筋疾患 〜診断に必要な検査の基本と進め方〜

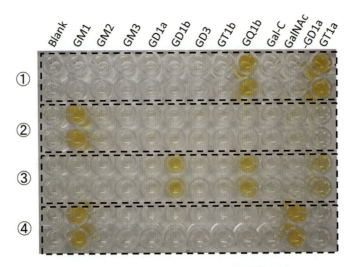

**図1 ELISA法による抗ガングリオシド抗体の測定**
①Fisher症候群患者：GQ1bとGT1aに対するIgG抗体が陽性.
②Guillain-Barré症候群患者：GM1に対するIgG抗体が陽性.
③Fisher症候群患者：GD1b，GQ1b，GT1aに対するIgG抗体が陽性.
④Guillain-Barré症候群：GM1とGalNAc-GD1aに対するIgG抗体が陽性.

候群の病態に密接に関係しており，約60％の患者で急性期の血清中にガングリオシドに対する自己抗体がみられる．また，Guillain-Barré症候群の亜型のFisher症候群ではガングリオシドのGQ1bに対するIgG抗体が約90％の患者で検出される[2]．そのため抗ガングリオシド抗体はGuillain-Barré症候群とその亜型における血清診断マーカーとして有用である（図1）．抗ガングリオシド抗体のなかで最も多く検出される抗体はGM1，GQ1bに対するIgG抗体であり，これらは日本で保険適用となっており外注検査が可能である．

一方，慢性免疫性ニューロパチーの多巣性運動ニューロパチーではGM1に対するIgM抗体が約半数の患者で陽性となる．抗ガングリオシド抗体はこれまで10種類以上報告されており，多種類のガングリオシドに対するIgMおよびIgG抗体を検査する場合は国内の研究機関に依頼する必要がある．

### b）抗MAG/SGPG抗体

IgMのM蛋白を伴うニューロパチーの約半数で，ミエリン糖蛋白であるmyelin-associated glycoprotein（MAG）と末梢神経ミエリンの糖脂質であるsulfated glucuronyl paragloboside（SGPG）に対するIgM抗体が検出される．本抗体はMAGとSGPGの両者に共通する糖鎖を認識している．本抗体が検出されるニューロパチーは均一な病態を呈し，抗MAG/SGPG抗体陽性ニューロパチーと呼ばれている．本抗体は外注検査または国内の研究機関で測定が可能である．

免疫性ニューロパチーで検出される抗糖脂質抗体を表4に示す．

### c）抗neurofascin155抗体・抗contactin-1抗体

近年，慢性炎症性脱髄性多発根ニューロパチーの一部の患者で同定された抗体である．Neurofascin155とcontactin-1は末梢神経傍絞輪部に局在し，髄鞘と軸索間の形成を維持する重要な蛋白である．本抗体のサブクラスはIgG4優位であり，慢性炎症性脱髄性多発根ニューロパチーにおける抗体陽性率は抗neurofascin155抗体が約10％程度，抗contactin-1抗体が5％以下であ

E. 検体検査の基礎知識と実際

### 表4 免疫性ニューロパチーにおける抗糖脂質抗体

| 糖脂質 | Ig クラス | 抗体が検出されることがある病態 |
|---|---|---|
| GM1 | IgM | 多巣性運動ニューロパチー |
| | IgG | 軸索障害型 Guillain-Barré 症候群 |
| GD1a | IgG | 軸索障害型 Guillain-Barré 症候群 |
| GalNAc-GD1a | IgG | 軸索障害型 Guillain-Barré 症候群 |
| GM2 | IgM | 顔面神経麻痺，感覚障害を伴う脱髄型 Guillain-Barré 症候群 |
| GD1b | IgM | M 蛋白を伴う慢性感覚障害性運動失調性ニューロパチー |
| | IgG | 感覚障害性運動失調を呈する Guillain-Barré 症候群 |
| GQ1b | IgM | M 蛋白を伴う慢性感覚障害性運動失調性ニューロパチー |
| | IgG | 外眼筋麻痺を伴う Guillain-Barré 症候群，Fisher 症候群，Bickerstaff 脳幹脳炎 |
| GT1a | IgG | 口咽頭筋麻痺を伴う Guillain-Barré 症候群 |
| Gal-C | IgG | 脱髄型 Guillain-Barré 症候群 |
| LM1 | IgG | 脱髄型 Guillain-Barré 症候群，慢性炎症性脱髄性多発根ニューロパチーの一部 |
| SGPG | IgM | 抗 MAG/SGPG 抗体陽性ニューロパチー |

### 表5 傍腫瘍性ニューロパチーでみられる抗神経抗体

| 抗神経抗体 | ニューロパチーの病型 | 合併腫瘍 |
|---|---|---|
| 抗 Hu 抗体 | 亜急性感覚性ニューロノパチー<br>運動感覚性ニューロパチー | 肺小細胞癌，胸腺腫 |
| 抗 CV2/CRMP5 抗体 | 亜急性感覚性ニューロノパチー<br>運動感覚性ニューロパチー | 肺小細胞癌，胸腺腫 |
| 抗 Ri 抗体 | 運動感覚性ニューロパチー | 乳癌，肺小細胞癌 |
| 抗 amphiphysin 抗体 | 感覚性ニューロパチー<br>運動感覚性ニューロパチー | 乳癌，肺小細胞癌 |

る[3]. 現在のところ外注検査はできず，国内の研究機関へ測定を依頼する必要がある．

### d）抗 ganglionic AchR 抗体

自律神経障害を主体とする自己免疫性自律神経節障害（autoimmune autonomic ganglionopathy：AAG）の約半数で自律神経節のアセチルコリン受容体に対する抗体が検出される．本抗体は外注検査や国内の研究機関へ測定の依頼が可能である．

### e）抗神経抗体

悪性腫瘍に伴うニューロパチーにおいて抗神経抗体が検出されることがある．悪性腫瘍に関連するニューロパチーとして，腫瘍浸潤や抗癌剤による副作用を鑑別する必要があるが，本抗体の検出は傍腫瘍性ニューロパチーの診断に有用である．検出される抗体の種類について表5に示す．このなかで，傍腫瘍性ニューロパチーにおいて最も多く検出される抗神経抗体は抗 Hu 抗体であり，次いで抗 CV2/CRMP5 抗体となる．これらの抗体は外注検査が可能である．

Chapter 1　末梢神経・筋疾患 〜診断に必要な検査の基本と進め方〜

# D 遺伝子解析

　遺伝子異常がかかわるニューロパチーを診断する際に遺伝子解析が有用となる．実際の遺伝子検査の手順は，目的とするDNAに対してプライマーを用いてPCR法でDNAを増幅して，アガロースゲル電気泳動を行い，DNAバンドの確認を行う．その後シークエンサーを用いてPCR産物の塩基配列を解析し，遺伝子異常の有無を検索する．

　遺伝子検査が診断に有用なニューロパチーとして，Charcot-Marie-Tooth病，遺伝性感覚性ニューロパチー，遺伝性感覚・自律神経性ニューロパチー，家族性アミロイドポリニューロパチー，Fabry病，ミトコンドリア病に伴うニューロパチーなどがある．Charcot-Marie-Tooth病における関連遺伝子はこれまでに80種以上同定されており，日本では17番染色体のPMP22のFISH法が保険適用となっている．PMP22の重複は全体の20〜30%と最も多くみられる異常であるが，陰性であった場合は国内の研究機関へ包括的遺伝子検査を依頼することが可能である．Charcot-Marie-Tooth病に関連する主な遺伝子異常を表6に示す．

　また，家族性アミロイドポリニューロパチーはトランスサイレチン（TTR）の遺伝子異常が原因となって起こるTTR型が最も多く，これまでにTTRにおける100以上の遺伝子異常が報告されている．TTR遺伝子検査は保険適用となっているが国内の研究機関へ検査を依頼することも可能である．

表6　Charcot-Marie-Tooth病に関連する主な遺伝子異常

| 表現型 | 原因遺伝子 |
| --- | --- |
| CMT1A | *PMP22*（重複） |
| HNPP | *PMP22*（欠失） |
| CMT1B | *MPZ* |
| CMT1D | *EGR2* |
| CMT2A2 | *MFN2* |
| CMT2B | *RAB7* |
| CMT2D | *GARS* |
| CMT2E | *NEFL* |
| CMTX1 | *GJB1* |
| CMT4A | *GDAP1* |
| CMT4B1 | *MTMR2* |
| CMT4B2 | *MTMR13* |
| CMT4C | *SH3TC2* |
| CMT4F | *PRX* |

## 文献

1) Watanabe O et al：Greatly raised vascular endothelial growth factor (VEGF) in POEMS syndrome. Lancet **347**：702, 1996
2) Chiba A et al：Serum IgG antibody to ganglioside GQ1b is a possible marker of Miller Fisher syndrome. Ann Neurol **31**：677-679, 1992
3) Querol L et al：Autoantibodies in chronic inflammatory neuropathies：diagnostic and therapeutic implications. Nat Rev Neurol **13**：533-547, 2017

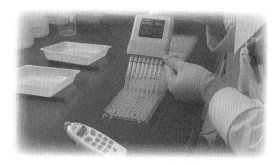

Chapter 1 末梢神経・筋疾患 〜診断に必要な検査の基本と進め方〜

# 2. 筋疾患

## A 血液生化学的検査・尿検査

　筋疾患の生化学的検査では，筋逸脱酵素の存在の有無を検討する．筋の脆弱性があるため，クレアチンキナーゼ（CK）値やアルドラーゼ値，ALT，LDH などを測定する際に約 1 日前からの運動負荷の影響を受けていることが多い．たとえば入院後に早朝安静採血を外来受診時のものを比較すると，運動負荷のかかる外来受診後に上昇していることが多い．したがって，厳密にデータを比較する際には安静条件を一定にする必要がある．CK 値上昇があると筋疾患を疑われがちであるが，筋萎縮性側索硬化症やニューロパチーでも上昇する場合があり，筋疾患特異的な値ではない．

　ミトコンドリア病を疑った場合は血中の乳酸値やピルビン酸の上昇を調べる．基準値は乳酸 4.0〜16.0 mg/dL，ピルビン酸 0.3〜0.9 mg/dL である[1]．しかし，運動時には健常人や筋力が弱い場合でも上昇がありうるため，上昇の場合は 30 分程度の安静後に再検するか好気性運動負荷試験を行うことを考慮する．うっ血の影響を受けるため駆血せず採血が望ましい．また，血球内酵素の影響により代謝が進み低値になるため，速やかに測定ないし除蛋白液と混和して分離凍結する．除蛋白液と混和する際は除蛋白液と血液との比率を守る必要がある．

　筋疾患では尿中ミオグロビン値やクレアチン値も上昇する．ステロイド投与患者では，ステロイドミオパチーの評価のために蓄尿でクレアチン・クレアチニン比を投与前から経時的に測定しておくとよい．CK 値が高いときは当然クレアチン・クレアチニン比は上昇するが，CK 値が低下しているにもかかわらずクレアチン・クレアチニン比が高値のまま変わらない場合はステロイドミオパチーの可能性がある．

　筋炎の診断には筋炎特異抗体や筋炎関連抗体が有用である[2~4]（表 1）．必ずしもすべてが保険収載されていない問題点がある．

## B 髄液検査

　ミトコンドリア病では髄液中の乳酸・ピルビン酸値が上昇する[5]．痙攣発作や脳症が存在しても，これらの上昇を欠く場合はミトコンドリア脳筋症が原因ではない可能性が高い．正常値は乳酸 1.52〜2.27 mEq/L，ピルビン酸 0.071〜0.087 mEq/L である．

## C 負荷試験

### 1．前腕非阻血下運動負荷試験

　糖原病の負荷試験として知られる．原書では前腕をマンシェットで虚血状態にする前腕「阻血下」運動負荷試験であったが，阻血下では横紋筋融解の危険があること，非阻血下でも等しい結果が得られる[6]ことから非阻血下で行う．

　正常では乳酸上昇は 1.5 倍以上である．筋型糖原病（発作性に筋症状を示す V 型，VII 型，IXd 型，PGK 欠損症，XIV 型，XI 型および固定性筋症状を示す 0 型，II 型，III 型，IV 型，XII 型）のう

**60**

E．検体検査の基礎知識と実際

## 表1　炎症性筋疾患の診断に有用な抗体一覧

| | 抗体 | 筋炎のタイプ | 抗体の特徴 | 特異的・頻度の高い症状や合併症 | 保険収載 |
|---|---|---|---|---|---|
| 筋炎特異抗体 | 抗 ARS 抗体 | 皮膚筋炎 / 多発筋炎 | 細胞質抗アミノアシル tRNA 合成酵素（aminoacyl tRNA synthetase）抗体（Jo-1, EJ, PL-7, PL-12, OJ, KS, ZO, Tyr） | 抗 ARS 抗体症候群（間質性肺炎ほぼ必発・Raynaud 現象・機械工の手） | （Jo-1, EJ, PL-7, PL-12, KS の 5 種類は抗 ARS 抗体としてまとめて測定可能 |
| | 抗 Mi-2 抗体 | 皮膚筋炎 | 高力価抗核抗体（ヒストン脱アセチル化酵素の Mi-2β） | CK 高値，典型的 DM，悪性腫瘍や間質性肺炎の合併少なく予後良好 | あり |
| | 抗 MDA-5 抗体 | 皮膚筋炎 | melanoma diSerentiation-as-sociated gene 5（MDA5） | clinically amyopathic DM（CADM），急速進行性間質性肺炎の合併 | あり |
| | 抗 TIF1-γ 抗体 | 皮膚筋炎 | transcriptional intermediary factor-1（TIF1γ）と TIF1α が標的 | DM の主要な自己抗体，成人で悪性腫瘍合併高率，間質性肺炎は少ない，皮膚症状は激しい | あり |
| | 抗 NPX-2 抗体 | 皮膚筋炎 | NXP2/MORC3（140kDa） | 小児 DM の主要な抗体のひとつ．小児で皮下石灰化沈着が高率，成人では悪性腫瘍合併 | |
| | 抗 SAE 抗体 | 皮膚筋炎 | SUMO-1 activating enzyme A（40kDa）/B（90kDa） | 嚥下障害，典型的皮疹，軽症間質性肺炎 | |
| | 抗 SRP 抗体 | 免疫介在性壊死性ミオパチー | Signalrecognitionparticle（SRP）（54kDa, 72kDa など） | 成人＞小児．まれに間質性肺炎 | |
| | 抗 HMGCR 抗体 | 免疫介在性壊死性ミオパチー | 3-hydroxy-3-methylglutaryl-coenzyme A reductas | 成人＞小児．スタチン治療歴無しでも陽性，悪性腫瘍合併の可能性 | |
| 筋炎関連抗体 | 抗 U1-RNP 抗体 | 多発筋炎 / オーバーラップ症候群 | U1RNA 結合蛋白 RNP-68kDa, RNP-A（34kDa），RNP-C（23kDa） | 機械工の手，Raynaud 現象，混合結合組織病，肺動脈性肺高血圧症，関節炎，SLE，関節炎 | |
| | 抗 Pm-Scl 抗体 | 多発筋炎 / オーバーラップ症候群 | 11 ～ 16 個からなる核小体蛋白複合体（20 ～ 110kDa） | 間質性肺炎，機械工の手，Raynaud 現象，SSc-myositis 重複症候群 | あり |
| | 抗 Ku 抗体 | 多発筋炎 / オーバーラップ症候群 | DNA 結合 80kDa/70kDa 二量体蛋白 | 間質性肺炎，機械工の手，Raynaud 現象，SSc-myositis 重複症候群，SLE | |
| | 抗 Ro-52/SSA 抗体 | 多発筋炎 / オーバーラップ症候群 | Y1-Y5 RNP（60k/52kDa, Y1-Y5） | 強皮症，Sjögren 症候群，SLE | あり |
| | 抗ミトコンドリア M2 抗体 | 多発筋炎 | 70kDa ミトコンドリアピルビン酸脱水素酵素複合体（PDC：pyruvate dehydrogenase complex）の E2-Component（PDC-E2） | 不整脈や心不全，呼吸筋障害が目立つ．原発性胆汁性肝硬変合併 | あり |

保険収載は 2018 年現在

Chapter 1 末梢神経・筋疾患 〜診断に必要な検査の基本と進め方〜

ち，Ⅱ型とⅨd型では乳酸の反応は正常である．Ⅺ型ではピルビン酸の著明な上昇にかかわらず，乳酸の上昇がない．それ以外の型では乳酸・ピルビン酸が上昇しない．アンモニアを同時に測定し，アンモニアが上昇しない場合には，負荷が十分にかかっていない．

具体的な処置は下記のとおりである．

①テスト前45分間安静，各時間の採血項目は乳酸・ピルビン酸・アンモニア．

②物品の準備：ルート確保用生食，三方活栓つきルート，脱血用および採血用シリンジ，採血スピッツ，アイスボックス．

③反復して駆血せず採血できるように20Gなどの太いルートを運動負荷を行う側の手に確保し，ヘパリンロックないし生理食塩水などの持続点滴でルートを維持する．

④駆血せず前採血3mL．

⑤検査開始後，握力計：最大収縮 毎秒1回1分間（掛け声を掛けて行わせる．1秒1回が難しい場合はできるだけ早く），以降安静．

⑥採血1分後（運動負荷終了時）・2分，4分，6分，10分，20分，30分，駆血せず行いルートを生理食塩水で維持ないし，ヘパロックしておく．除蛋白液と混和したスピッツおよびアンモニアスピッツは氷冷しておく．

## 2. 好気性運動負荷試験

ミトコンドリア病を疑う症例に対する負荷試験である．ミトコンドリアミオパチーの場合の感度64％,特異度92％とされる[7]．下記の方法で行う．

［準備］

①物品の準備：ルート確保用生食，三方活栓つきルート，脱血用および採血用シリンジ，採血スピッツ，アイスボックス

②反復して駆血せず採血できるように20Gなどの太いルートを確保し，ヘパリンロックないし生理食塩水などの持続点滴でルートを維持する．

③テスト前15分間安静（エルゴメーター上座位ないし仰臥位），エルゴメーターの負荷は文献的には30Wであるが[7]，国内では習慣的に15Wを用いる．

［検査］

①前採血終了後エルゴメーター負荷．エルゴメーターのピッチに合わせてペダルを15分間漕ぐ．もしもピッチに追いつけない場合は本人のペースでよい．

②採血のタイミングは負荷前，5分，10分，15分，20分，30分，採取項目は，CKは負荷前，15分後，30分後，乳酸・ピルビン酸・アンモニアはすべてのタイミングで採取．採取したスピッツは，除蛋白液は転倒混和後，$NH_3$はそのままon iceで保管．

［結果］

健常者ではこの程度の負荷で乳酸・ピルビン酸が異常値をきたすことはない．負荷後の2ポイント以上で上昇がみられたら異常である．なお，ミトコンドリア病以外でも廃用などで相対的に過負荷になった場合は上昇が観察される可能性がある．

## D 遺伝子検査

遺伝性筋疾患が疑われる場合，遺伝子検査で確定が可能かつ特異的な病理所見を呈さない疾患は遺伝子検査で診断の確定や除外を行い，否定されたあとにのみ生検を行う（表2，図1）．

E. 検体検査の基礎知識と実際

表2 筋生検に先んじて遺伝子検査を行う疾患

| | 遺伝子検査 | 筋生検の適応・生検所見 |
|---|---|---|
| Dystrophin 異常症（Duchenne, Becker 型および保因者） | 保険収載されている MLPA 法（図1）により全体の7割である欠失・重複変異の検出ができる．残り3割の微少変異を検出するための全長シークエンスも可能だが保険収載されていない． | Dystrophin 異常症が想定され，MLPA 法の結果に異常がなかった場合でシークエンス検査を行わない場合，あるいはシークエンス検査で明瞭な結論にいたらない場合（病原性が明らかでないなど）．Dystrophin 抗体を用いた免疫組織化学染色やウエスタンブロット法で異常を検出． |
| 福山型先天性筋ジストロフィー | フクチン遺伝子上の 3kb 挿入変異のホモ接合ないし複合ヘテロ接合（保険収載あり） | 遺伝子検査で明瞭な結論が出ない場合（免疫組織化学染色でα-ジストログリカン欠損を証明） |
| 筋強直性ジストロフィー | サザンブロット法による DMPK 遺伝子の CTG リピート異常伸張（保険収載あり） | なし（疾患を確定する疾患特異的所見を認めない） |
| 顔面肩甲上腕型筋ジストロフィー1型 | サザンブロット法による DUX 遺伝子の D4Z4 リピート短縮 | なし（疾患を確定する疾患特異的所見を認めない） |
| 眼・咽頭型筋ジストロフィー | PABPN1 遺伝子の GCN リピート伸張 | 他疾患が否定しきれない症例に限る（縁取り空胞を伴う筋原性変化） |
| GNE ミオパチー | GNE 遺伝子変異（微少変異および欠失重複） | 他疾患が否定しきれない症例に限る（縁取り空胞を伴う筋原性変化） |

検査にかかわる制度や遺伝子検査機関へのアクセスなどは常に更新されるため，新しい情報を得て不要な観血的処置をしないように心がける．そのほかの疾患に対しては遺伝性筋疾患の次世代シークエンス解析や exome 解析を行う．

　ミトコンドリア病の遺伝子診断は血液でも行える．ただし，変異 DNA の割合は臓器ごとに異なり wild type と共存しうる（heteroplasmy）．ミトコンドリア脳筋症では血液や皮膚のミトコンドリア DNA 変異は筋組織に比べると乏しいことが多いため，血液での変異検索は陽性所見があるときのみ意義があり，筋症状がほとんどない症例でも血液では検出できなかった変異が筋組織からのミトコンドリア DNA 解析で検出されることは珍しくない．また，約 1,500 あるミトコンドリア遺伝子産物のなかで，ミトコンドリア DNA にコードされているものは 37 に過ぎず，残りは核遺伝子変異に原因があることも多いことが知られる．そのためミトコンドリア DNA の変異がない場合でもミトコンドリア病を否定したことにはならず，核遺伝子の検索で診断されることがある．

## 文献

1) 臨床検査法提要，第 34 版，金原出版，東京，p.499-500
2) 自己免疫疾患に関する調査研究班多発性筋炎・皮膚筋炎分科会（編）：多発性筋炎・皮膚筋炎治療ガイドライン，診断と治療社，東京，p.3-5，2015
3) 藤本　学：皮膚筋炎特異抗体の最近の知見．臨床神経 **54**：1110-1112, 2014
4) Benveniste O et al：Advances in serological diagnostics of inflammatory myopathies. Curr Opin Neurol **29**：662-673, 2016
5) 臨床検査法提要，第 34 版，金原出版，東京，p.222
6) Kazemi-Esfarjani P et al：A Nonischemic Forearm Exercise Test for McArdle Disease. Ann Neurol **52**：

# Chapter 1 末梢神経・筋疾患 〜診断に必要な検査の基本と進め方〜

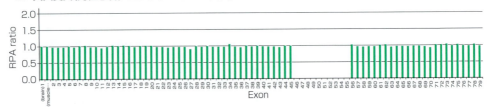

a. 欠失変異（男性患者，エクソン 46-55 欠失）

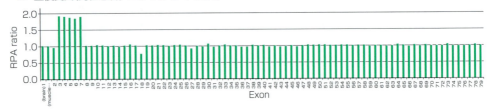

b. 重複変異（男性患者，エクソン 3-7 欠失）

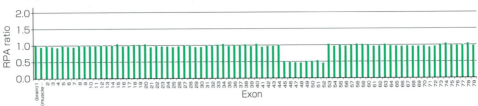

c. 欠失変異（女性保因者，エクソン 45-52 欠失）

**図1 MLPA（multiplex ligation- dependent probe amplification）法によるジストロフィン遺伝子検査の結果**

a：欠失変異のある男性患者（EX46-EX55del）
b：重複変異を持つ男性患者（EX3-EX7dup）
c：欠失変異を持つ女性保因者（EX45-EX52del）

　MLPA法は鋳型DNAハイブリダイズにしたプローブをPCRにより増幅して解析し，欠失や重複などのコピー数変化やDNAメチル化，遺伝子発現などを定量的に解析できる手法である．Duchenne型およびBecker型筋ジストロフィーの責任遺伝子であるジストロフィン遺伝子はX染色体短腕に位置し79個のエクソンを持つ．MLPA法は保険収載されたジストロフィン遺伝子検査であり，国内でも複数の検査会社が手がけている．患者の2/3は欠失ないし重複変異を持つためMLPA法で診断可能であるが，残り1/3は全長シークエンスが必要である．

　男性はジストロフィン遺伝子をひとつしか持たないため正常コピー数は1コピーとなり，欠失の場合は0コピー（a），重複変異は2コピー（b）となる．女性保因者では欠失ないし重複部位のコピー数は変異を持たない部分の半分になる．

　MLPA法は簡便かつ定量性に優れている一方，点変異などの微小変異は原則としてみつけられない．またMLPAプローブのライゲーション部位に遺伝子多型や微小変異があった場合にもシグナル値が変動するため，1エクソン単独の欠失ないしコピー数変化という結果については当該エクソンのPCR-シーケンス解析を行って欠失なのか配列変化なのかを確認するまで陽性とは判断できない．さらに染色体均衡型転座など全体としてゲノムの量的変化を伴わない遺伝子異常は検出できないという点も覚えておきたい．

　（国立精神・神経医療研究センター メディカルゲノムセンター南成裕技術員提供）

153-159, 2002

7) Finsterer J, Milvay E：Lactate Stress Testing in 155 Patients with Mitochondriopathy. Can J Neurol Sci **29**：49-53, 2002

8) 福井崇史ほか：新しい遺伝子検査方法としてのMLPA法の有用性．生物物理化学 **554**：9, 2011

# F. 検査の進め方 〜主な疾患における検査手順の考え方〜

## 1. 末梢神経疾患

### 【主なニューロパチーの診断フローと主な検査手順】

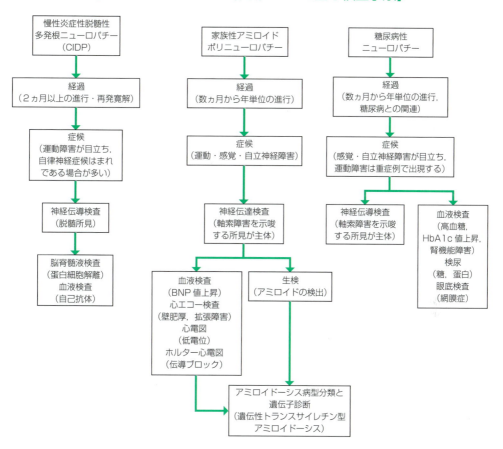

　末梢神経障害（ニューロパチー）は様々な原因で生じることが知られており（表1），病歴，臨床症候，血液・脳髄液・遺伝子検査所見，画像所見，電気生理学的所見，病理学的所見などに基づいて総合的に診断する必要がある．まずは問診と診察によって発症様式と症候を明らかにすることで，原因となりそうな疾患をある程度絞り込み，予想される疾患に応じて必要な検査を行っていくのが一般的なニューロパチーの診断の流れである．栄養欠乏，中毒，薬剤などによるニューロパチーは食生活を含めた生活歴，職業歴，薬剤の使用歴などが診断の決め手になることから，これらを念頭に置いた病歴聴取をしっかり行うことが必要である．

Chapter 1　末梢神経・筋疾患 ～診断に必要な検査の基本と進め方～

### 表1　末梢神経障害（ニューロパチー）の原因

1. 炎症性・免疫性
   Guillain-Barré 症候群，慢性炎症性脱髄性多発根ニューロパチー（CIDP），顕微鏡的多発血管炎，好酸球性多発血管炎性肉芽腫症，多発血管炎性肉芽腫症，Sjögren 症候群，全身性ループスエリテマトーデス，非全身性血管炎性ニューロパチーなど
2. 代謝性・栄養欠乏性
   糖尿病，ビタミン欠乏，尿毒症，アルコール依存症など
3. 中毒性
   有機溶剤（ノルマルヘキサンなど），重金属（鉛，水銀，タリウムなど），農薬（有機リンなど）など
4. 腫瘍性・傍腫瘍性
   リンパ腫，本態性 M 蛋白血症，POEMS 症候群，傍腫瘍性神経症候群など
5. 薬剤性
   ビンクリスチン，シスプラチンなど
6. 感染性
   帯状疱疹，AIDS，Lyme 病，ハンセン病など
7. 遺伝性
   Charcot-Marie-Tooth 病，遺伝性圧脆弱性ニューロパチー，家族性アミロイドポリニューロパチー，Fabry 病など
8. その他
   外傷，圧迫，絞扼など

### 表2　末梢神経障害の発症様式

1. 急性発症型ニューロパチー（日の単位で症状が完成）
   Guillain-Barré 症候群，血管炎性ニューロパチーなど
2. 亜急性発症型ニューロパチー（数週間の単位で比較的速やかに進行）
   慢性炎症性脱髄性多発根ニューロパチー（CIDP），傍腫瘍性ニューロパチーなど
3. 慢性発症型ニューロパチー（数ヵ月・年の単位で進行）
   CIDP，Charcot-Marie-Tooth 病，家族性アミロイドポリニューロパチー，糖尿病性ニューロパチーなど
4. 再発性ニューロパチー（再発寛解を繰り返す）
   CIDP，遺伝性圧脆弱性ニューロパチー，急性間欠性ポルフィリン症など

### 表3　障害分布によるニューロパチーの分類

1. 多発ニューロパチー
   Guillain-Barré 症候群，慢性炎症性脱髄性多発根ニューロパチー（CIDP），Charcot-Marie-Tooth 病，家族性アミロイドポリニューロパチー，代謝性・栄養欠乏性ニューロパチー，中毒性ニューロパチー，薬剤性ニューロパチーなど
2. 多発性単ニューロパチー
   血管炎性ニューロパチー，サルコイドーシス，多巣性運動ニューロパチー，遺伝性圧脆弱性ニューロパチーなど
3. 単ニューロパチー
   圧迫性・絞扼性ニューロパチー，帯状疱疹など

　ニューロパチーの進行様式は，大きく分けて，急性，亜急性，慢性のほかに，再発寛解を繰り返す場合もあることを念頭に置く（表2）．障害分布からは左右対称で，いわゆる手袋靴下型と称される多発ニューロパチーと，非対称性の単ニューロパチーおよび多発性単ニューロパチーに分類される（表3）．ニューロパチーによって生じる症候は，大きく分けて運動障害，感覚障

F. 検査の進め方〜主な疾患における検査手順の考え方〜

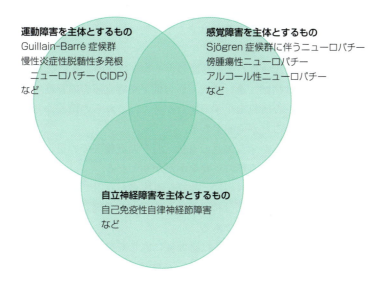

図1 症候からみたニューロパチーの分類

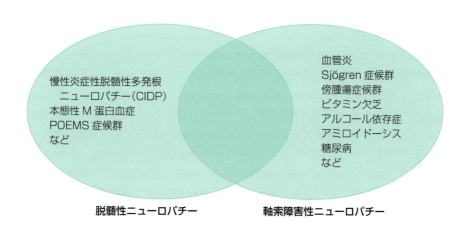

図2 病態からみたニューロパチーの分類

害，自律神経障害の3つがあり（図1），これらの組み合わせや程度の違いを把握することも原因を推測するうえで重要である．

　ニューロパチーの病態はおおまかには電気生理学的および病理学的な観点から，髄鞘の障害により生じる脱髄型ニューロパチーと，軸索または神経細胞体の障害により生じる軸索障害型ニューロパチーに分類される（図2）．軸索障害型ニューロパチーは大径線維優位の障害をきたすタイプ（大径線維優位型）と小径線維優位の障害をきたすタイプ（小径線維優位型）がある．このような病態を評価することによってニューロパチーの原因をさらに絞り込むことが可能になる．病態を評価するための検査としては神経伝導検査がまずは行われるが，通常の末梢神経伝

Chapter 1　末梢神経・筋疾患　〜診断に必要な検査の基本と進め方〜

導検査は大径有髄線維の所見を反映していることから，正常所見であった場合でも必ずしもニューロパチーの存在を否定することはできず，他の検査所見と併せた総合的な判断が必要となる場合もある．

以上の点を踏まえたニューロパチー診断のポイントは次のようになる．

①ニューロパチーでは病歴，進行様式，筋力低下や感覚障害の程度，自律神経障害の有無などの観点から特徴的な所見を呈する場合が多く，これらの情報から原因となりそうな疾患をある程度推測することが可能である．

②血液検査での自己抗体や栄養欠乏の有無，脳脊髄液検査での蛋白上昇や細胞増多の有無などの所見は原因を特定する際の重要な手がかりとなる．

③ニューロパチーの客観的な評価には神経伝導検査が有用である．

④診断が困難な例や非典型例には神経生検が施行される場合がある．神経生検は血管炎やアミロイド沈着の証明にも有用である．

⑤遺伝性ニューロパチーを疑う場合は必要性に応じて遺伝子検査を施行する．

以下に，このような観点から代表的なニューロパチーについての具体的な検査手順について述べる．

## A　慢性炎症性脱髄性多発根ニューロパチー（CIDP）

慢性炎症性脱髄性多発根ニューロパチー（chronic inflammatory demyelinating polyradiculoneuropathy：CIDP）は慢性の経過を呈する免疫介在性のニューロパチーであり，急性の発症様式を特徴とする Guillain-Barré 症候群とならんでニューロパチーの代表的な疾患である．診断の際には European Federation of Neurological Societies と Peripheral Nerve Society によって提唱された診断基準（EFNS/PNS 診断基準）が頻用されている[1]．この診断基準では，2ヵ月以上にわたる慢性進行，階段状増悪，あるいは再発型の経過を呈し，四肢対称性・びまん性の障害分布の筋力低下と感覚異常を呈する症例を典型的 CIDP とする一方，非典型的 CIDP として，遠位優位型（distal acquired demyelinating symmetric：DADS），非対称型（multifocal acquired demyelinating sensory and motor neuropathy：MADSAM，Lewis-Sumner 症候群と同義），局所型，純粋運動型，および純粋感覚型の5種類の亜型をあげている．これらの臨床病型と電気診断基準および脳脊髄液や MRI 所見などの支持基準を併せて総合的に診断する．

具体的な検査手順は冒頭のフローチャートを参照いただきたい．まずは問診にてニューロパチーの症状が出現してからの経過が2ヵ月以上にわたることを確認する．1ヵ月以内に極期に達する単相性の経過で筋力低下を主徴とするニューロパチーは Guillain-Barré 症候群と診断されることが多いが，初期に同様の経過を呈する CIDP 患者も存在することを念頭に置く．臨床病型は上記にあげたように多様であるが，純粋感覚型以外の病型では運動障害が目立つ場合が多く，自律神経症候が出現することはまれである．経過と症候から CIDP が疑われた場合には神経伝導検査を施行する．CIDP の診断にあたっては神経伝導検査で脱髄を示唆する所見を検出することが最も重要であり，伝導速度の遅延，遠位潜時の延長，伝導ブロック，時間的分散，F 波の異常の有無について確認する．CIDP 患者の一部では血清中の抗 neurofascin 155 抗体や抗 contactin 1 抗体などの自己抗体が陽性となることが近年明らかになっているが[2]，その他の大多数では疾患特異的なバイオマーカーが確立されていない．そのため，CIDP の電気診断基準を満たしてもリンパ腫や POEMS 症候群や家族性アミロイドポリニューロパチーなどの他疾患の患

*68*

F. 検査の進め方〜主な疾患における検査手順の考え方〜

者が含まれる場合があり，除外診断を常に注意深く行う必要がある[3~5]．これらの疾患において
は痛みを訴える患者が多く，鑑別の際に重要な手がかりとなる[3~5]．診断のための補助的検査と
しては脳脊髄液検査，MRI，神経生検などがあり，それぞれ蛋白細胞解離，神経近位部の肥厚
またはガドリニウム造影効果，脱髄または再髄鞘化所見が診断を支持する所見となる．

## B 家族性アミロイドポリニューロパチー

　家族性アミロイドポリニューロパチーは，日本においては30番目のバリンがメチオニンに置
換したトランスサイレチンがアミロイドの前駆体となるタイプが最も多く，特定の集積地にお
いて従来から報告されてきた20〜40歳代で発症する若年発症例のほかに，50歳以上で発症する
高齢発症例が全国に広く存在することが明らかになっている[5]．現在では家族性アミロイドポリ
ニューロパチーは従来考えられていたほどまれな疾患ではないと考えられるようになっており，
血中の変異したトランスサイレチンを安定化させてアミロイドの沈着を抑制する薬剤が使用可
能となって以来，ニューロパチーの鑑別診断のなかで重要な位置を占めるようになった．非集
積地の高齢発症例は，解離性感覚障害や自律神経障害などの従来型の集積地例の特徴とされて
きた症候がみられず診断に難渋することも多い[5]．
　本疾患，特に非集積地の高齢発症例は初期にCIDPと診断されることも多く，冒頭のフロー
チャートに示したように両者の鑑別を念頭に置いて検査を進める．ニューロパチーの経過は数ヵ
月から年単位の緩徐進行性であり，四肢遠位部優位の運動感覚障害を認め，痛みを訴えること
も多い．自律神経症候は非集積地の高齢発症例でははっきりしないことも多いが，認めた場合
は本疾患を強く疑う所見となる．ニューロパチーの客観的な評価のために神経伝導検査を行う
が，主体となる軸索障害型ニューロパチーを示唆する所見，すなわち複合筋活動電位と感覚神
経活動電位の低下に加えて，伝導速度の遅延や遠位潜時の延長のような脱髄を示唆する所見も
混在し，患者によってはCIDPの電気診断基準をみたす場合もある[5]．また，脳脊髄液検査で軽
度ではあるが蛋白細胞解離の所見を認めることも多く，診断名としてCIDPを想起させる一因
となっている．診断のためには生検によってアミロイドの沈着を見いだす必要があるが，本疾
患は全身性アミロイドーシスであることから，神経以外に皮膚や消化管などから組織を採取す
ることも可能である．しかし，積極的に家族性アミロイドポリニューロパチーを疑わせる所見
がみられない場合は生検の施行まで思いいたらない場合も多く，確定診断が遅れることも多い．
非集積地の高齢発症例では心臓へのアミロイド沈着が早期からみられるため，原因不明のニュー
ロパチー患者では無症候であっても血液検査でのBNP値の上昇，心電図での低電位，心エコー
での心室中隔壁肥厚や拡張障害の指標（E/e'）の異常値などの心アミロイドーシスを示唆する
所見の有無を検索することが本疾患の早期診断につながると予想される．

## C 糖尿病性ニューロパチー

　糖尿病性ニューロパチーは糖尿病性網膜症および糖尿病性腎症とともに，糖尿病の三大合併
症として知られており，多発ニューロパチー，自律神経ニューロパチー，脳神経ニューロパチー，
糖尿病性腰仙部神経根叢ニューロパチー（diabetic lumbosacral radiculoplexus neuropathy）など
の様々なニューロパチーの病型が存在し，機序も多様である．神経障害の頻度は糖尿病の経過
とともに増加するが，糖尿病性腰仙部神経根叢ニューロパチーのように血糖値のコントロール

**69**

Chapter 1 末梢神経・筋疾患 ～診断に必要な検査の基本と進め方～

がよいときにも起こりうる病型が存在することを念頭に置いて診断を進める必要がある.

　大多数の患者は糖尿病の治療中であり，病歴から糖尿病性ニューロパチーであることが明らかな場合が多いが，脳神経内科受診時の採血ではじめて糖尿病と診断される場合もあり注意を要する. 下肢遠位部の異常感覚を呈する多発ニューロパチーの頻度が最も高く，この病型では初期は感覚障害と自律神経障害が目立ち，進行すると運動障害も出現する. 同様の経過は先に述べた家族性アミロイドポリニューロパチーでもみられることから，両者の鑑別が困難であることも多い. このような場合は血液検査，心電図，心エコーなどでの心アミロイドーシスに関する検査所見が重要になる. 神経伝導検査でも家族性アミロイドポリニューロパチーと同様，軸索障害型ニューロパチーを示唆する所見に加えて，軽度の脱髄を示唆する所見も混在する.

## 文献

1) Joint Task Force of the EFNS and the PNS：European Federation of Neurological Societies/Peripheral Nerve Society Guideline on management of chronic inflammatory demyelinating polyradiculoneuropathy：report of a joint task force of the European Federation of Neurological Societies and the Peripheral Nerve Society--First Revision. J Peripher Nerv Syst **15**：1-9, 2010

2) Koike H et al：Paranodal dissection in chronic inflammatory demyelinating polyneuropathy with anti-neurofascin-155 and anti-contactin-1 antibodies. J Neurol Neurosurg Psychiatry **88**：465-473, 2017

3) Tomita M et al：Clinicopathological features of neuropathy associated with lymphoma. Brain 136：2563-2578, 2013

4) Koike H et al：Neuropathic pain correlates with myelinated fibre loss and cytokine profile in POEMS syndrome. J Neurol Neurosurg Psychiatry **79**：1171-1179, 2008

5) Koike H et al：Diagnosis of sporadic transthyretin Val30Met familial amyloid polyneuropathy：a practical analysis. Amyloid **18**：53-62, 2011

F. 検査の進め方〜主な疾患における検査手順の考え方〜

# 2. 筋疾患

本項では, 筋疾患を疑ったとき, 病態をどのように考え検査を進めるかについて述べる. 検査や疾病の各論は, 別項に詳述されるので参照されたい.

## A まず行うべきこと：筋疾患であることの確認

筋疾患患者の診察で重要な視点として, 表1の3点があげられる[1].「筋疾患における検査の進め方」というと, ともすれば②の「診断は何か」という点に注目しがちであるが, ①にあげた「筋疾患で間違いないか」ということが診断の基礎であり, その判断が意外に難しいことがある.

骨格筋は人体最大の臓器であり,「収縮と弛緩によって身体を運動させる器官」であるとともに, 人体における主要なエネルギー貯蔵臓器のひとつである. したがって,「筋疾患」とは「筋肉の収縮や弛緩がうまくいかず身体の運動に問題が生じるような疾患のうち, 筋肉そのものに原因があるもの」の総称といえる.

筋疾患の主たる症状は筋肉の機能障害であり, 具体的には筋萎縮や運動麻痺, 筋痛などがあげられるが, これらは筋疾患だけで生じるわけではない. 筋肉に生じた症状の病因は, 表2の部位が主座となりうる. 原発性の疾病の多くで主座をいずれかに特定できるが, 二次性の病態であれば主座が複数にわたることがある. 栄養障害や内分泌疾患といった, 全身に影響を及ぼす病態の一環として筋肉の症状が生じる場合, 主座の特定も病因の同定も比較的難しいことがある.

### 1. 中枢神経（脳, 脊髄）疾患との鑑別

筋肉の機能障害が中枢神経を原因とすることを直接に検出し判断できる実用的検査はまだない. 筋肉の症状の原因として中枢神経疾患を鑑別する方法は, 神経学的診察による以外にない.

表1 筋疾患患者の診察で重要な視点

①筋疾患で間違いないか
②だとすれば診断は何か
③これからの診療で注意すべきことは何か
検査を進めるうえでも同様である.

（尾方克久：第9回日本神経学会専門医育成教育セミナーテキスト, 日本神経学会, p.42-56, 2017[1] を参考に作成）

表2 筋肉に生じた症状の病因主座となりうる部位

中枢神経（脳, 脊髄）
末梢神経
神経筋接合部
筋肉

Chapter 1　末梢神経・筋疾患 〜診断に必要な検査の基本と進め方〜

「力が入らない」ことを主訴として「ミオパチー疑い」で紹介された患者が，無動を主症状とするパーキンソン病であった，という経験が筆者にはある．主訴が筋肉の症状だとしても，筋疾患と決めてかからず，場面に応じた適切な神経学的診察を虚心坦懐に行うことから診断を始めるべきである．神経学的診察の詳細を論ずることは本項の範疇を超えるので，成書を参照されたい．

## 2. 末梢神経疾患との鑑別

筋萎縮や筋力低下をみたとき，末梢神経疾患と筋疾患との鑑別を病歴と診察所見だけで判断するのが難しいことはまれでない．その鑑別に最も重要な検査は針筋電図検査である．

末梢神経疾患による神経原性変化では運動単位が減少し，筋疾患による筋原性変化では運動単位の早期・急速動員や病的干渉をみる．これらの運動単位電位の動員パターンの違いが，神経原性変化と筋原性変化それぞれの病態の本質であり，病理学的変化を反映している．

高振幅・長持続の運動単位電位は筋原性変化でも肥大線維由来で観察されうるし，線維性収縮や陽性鋭波といった安静時自発電位は必ずしも急性脱神経所見とは限らないので，所見の解釈に注意を要する．針筋電図の詳細は本書の別項に詳述されるので参考にされたい．

## 3. 神経筋接合部疾患との鑑別

神経筋接合部疾患を鑑別するために有用な検査は，反復刺激誘発筋電図である．重症筋無力症のようなシナプス後膜での神経伝達障害では，低頻度刺激での漸減現象が主な所見である．Lambert-Eaton 症候群のようなシナプス前膜からのアセチルコリン放出障害では，低頻度刺激での漸減現象と高頻度刺激での漸増現象がみられるとともに，安静時の M 波振幅が低下しており，随意的強収縮後にはその M 波振幅が増高する．

単線維筋電図も神経筋接合部疾患の鑑別の有用であるが，感度が反復刺激誘発筋電図より高い一方，検査手技に習熟を要する．

## B 筋疾患の検査手順：経過の速度に着目して

筋疾患の検査手順を述べるが，鑑別を進める前に診断はわからないし，主な疾病は次章に詳述されるので，本項では症状の経過速度に着目して実践的に論ずる．

筋疾患には様々な疾病があり，細かな病型診断にいたるには詳細な病態解析を要するが，大まかには表3の6つに筋疾患を分類すると理解しやすい[2]．

表3　病態からみた筋疾患の分類

■後天性で，経過が比較的速めの疾病が多いもの
①外因性：外傷，感染，虚血，中毒，薬物など
②全身性疾患：内分泌疾患，栄養障害，サルコイドーシスなど
③自己免疫性・炎症性：皮膚筋炎，多発筋炎，免疫介在性壊死性ミオパチーなど
■遺伝性で，経過が比較的長めの疾病が多いもの
④膜興奮性障害：周期性四肢麻痺，ミオトニー症候群など
⑤エネルギー代謝障害：糖原病，ミトコンドリア病など
⑥筋細胞構造蛋白の異常：筋ジストロフィー，先天性ミオパチーなど

（尾方克久：レジデント 11：6-13, 2018 [2] を参考に作成）

F. 検査の進め方〜主な疾患における検査手順の考え方〜

## 1. 急性（〜数日）に生じた筋症状の検査

数日以内に生じた急性の筋症状は，筋痛や脱力が主訴となることが多い．

### a）筋痛が主訴の場合

筋痛が急速に生じた場合，最も懸念されるのは横紋筋融解，筋膿瘍，破傷風である．これらの場合，血液透析や外科処置を要する可能性がある．発熱や尿量減少を伴う場合，緊急性が高い．まず白血球数，血清クレアチンキナーゼ（CK）・C反応性蛋白（CRP）・尿素窒素（BUN）・クレアチニン・電解質の測定により腎不全と敗血症の有無を判断する．破傷風は検査結果を待っていては治療に間に合わないので，臨床的に判断したら治療開始を検討すべきである．設備によっては，救命対応可能な高度医療機関への搬送を考慮すべきである．

腎不全や敗血症への緊急対応を要さなければ，横紋筋融解症の鑑別を進める[3]．薬物の副作用や過剰摂取（大量飲酒を含む）および運動過多は病歴から判断する．自己免疫性疾患や内分泌疾患は筋肉以外にも症状を呈することがあり，疑ったときは血清自己抗体やホルモンを測定する．

これらの二次性横紋筋融解症がいずれも否定的であった場合は，代謝性筋疾患（糖原病，脂質蓄積性ミオパチー，ミトコンドリア病）や筋ジストロフィー，先天性ミオパチーといった遺伝性筋疾患の可能性を考え検索する．個々の疾病を念頭に検査を重ねるよりも，生検筋の病理・免疫組織化学的所見が最も情報に富み有用であることが多い．

吸入麻酔での悪性高熱を呈した症例では，骨格筋の薬理学的分析や *RYR1* 遺伝子解析によりリアノジン受容体変異の有無を検索し再発のリスクを評価することが望ましい．

### b）脱力が主訴の場合

急速な脱力が主訴である筋疾患は，発症が単発の場合と，反復する場合とがある．

緊急性が高い病態は，ボツリヌス中毒，フグ毒，ヘビ毒などの中毒性疾患や薬物の副作用ないし大量摂取である．これらは病歴や生活歴から疑わなければ診断困難である．呼吸障害にいたると致命的なので，まず動脈血ガス分析で換気状態を評価し，設備によっては救命対応可能な高度医療機関への搬送を考慮すべきである．

脱力発作を反復する場合は周期性四肢麻痺を疑う．脱力発作時に受診したときは，血清電解質を測定すると病型診断に役立つ．また，甲状腺機能亢進症に伴う二次性の周期性四肢麻痺を鑑別するため，甲状腺ホルモンを測定する．

この他，典型的には亜急性に生じる次項の病態が急速に生じることがあるので，鑑別に加える．

## 2. 亜急性（週〜月）に生じた筋疾患の検査

週〜月の単位で生じた筋疾患は，自己免疫性・炎症性の筋疾患と薬物の副作用が多い．

皮膚筋炎や多発筋炎は，程度が比較的安定した筋力低下が主症状である．血清CK高値や赤沈亢進をみる．表4にあげた自己抗体検査は診断に有用であるが，感度も特異度も100%ではないので，生検筋による病理学的所見の確認を怠るべきではない．筋生検に先立ち，MRIにより炎症性変化を探索し，生検部位決定の参考にする．

易疲労性や，夕方に筋力低下が強まる日内変動を呈するときは，重症筋無力症を疑い，電気生理学的検査（反復刺激誘発筋電図，単線維筋電図），自己抗体検査（抗アセチルコリン受容体（AChR）抗体，抗筋特異的チロシンキナーゼ（MuSK）抗体，抗低密度リポ蛋白受容体関連蛋白4（LRP4）抗体），薬理学的検査（エドロホニウム試験）を行う．

様々な薬物の副作用が骨格筋に生じうる．その経過や程度も多様である．近年，免疫チェッ

Chapter 1 　末梢神経・筋疾患 〜診断に必要な検査の基本と進め方〜

表4　炎症性筋疾患関連自己抗体

皮膚筋炎 / 多発筋炎
　抗アミノアシル tRNA 合成酵素（ARS）抗体 *
　　　抗 Jo-1 抗体，抗 PL-7 抗体，抗 PL-12 抗体，抗 EJ 抗体，
　　　抗 KS 抗体，抗 OJ 抗体，抗 Zo 抗体，抗 Ha 抗体
　抗 MDA5 抗体 *
　抗 TIF1 γ抗体 *
　抗 Mi-2 抗体 *
　抗 NXP-2 抗体
　抗 SAE 抗体
　抗ミトコンドリア抗体 *，抗ミトコンドリア M2 抗体 *
免疫介在性壊死性ミオパチー
　抗 SRP 抗体
　抗 HMGCR 抗体
封入体筋炎
　抗 NT5C1A 抗体

* : 日本で健康保険適用（2023 年 4 月現在）

クポイント阻害薬による筋障害が注目されている[4]．重症筋無力症も筋炎もきたしうるので上記の検査を行うが，非典型的な症例がある．

前項で述べた病態の進行が遅い場合がある他，次項で述べる慢性の病態が急性増悪することがあるので，それぞれ鑑別に加える．

### 3．慢性（年単位）に生じた筋疾患の検査

年単位で緩徐に進行する筋疾患は，遺伝性筋疾患であることが多いが，自己免疫性筋疾患のこともある．

かつて「肢帯型筋ジストロフィー（LGMD）」という病名は"病型診断未確定の筋疾患"とほぼ同義に用いられた時期があった．現在でも LGMD は，他の筋疾患との臨床的鑑別診断に苦慮することが少なくない．

LGMD を疑った症例の診断手順の概略を図 1 に示す[5]．特に自己免疫性筋疾患や神経筋接合部疾患，筋型糖原病である Pompe 病や，ミトコンドリア病である MELAS といった，薬物療法による治療が可能な疾病を見逃さないことが重要である．

## C 骨格筋以外の検査

筋疾患は呼吸，心臓，嚥下の障害を伴うことが多く，その評価は診断に役立つだけでなく，表 1 の③にあるように診断後の診療にも重要である．これらの評価を目的とする検査を表 5 にまとめた．

呼吸状態の悪化は生命を左右し，長期にわたり人工呼吸療法を要する症例があるので，肺活量や咳ピークフロー，夜間パルスオキシメトリー，動脈血ガス分析などによる呼吸機能の定期的評価は重要である．

筋疾患には左心不全を伴うことが多いので，胸部 X 線や血漿 BNP，心エコーや心臓シンチグラムなどによる心機能評価が重要である．また，Emery-Dreifuss 型筋ジストロフィーや抗ミトコンドリア抗体関連筋炎のように不整脈が前景に立つ筋疾患もあるので，心電図の実施が望ま

F．検査の進め方〜主な疾患における検査手順の考え方〜

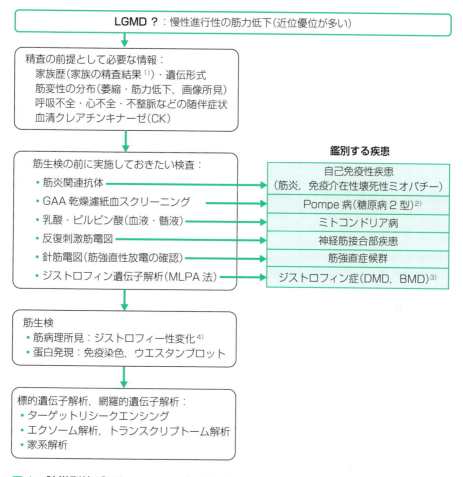

**図1 肢帯型筋ジストロフィー（LGMD）を疑った際の診断を進めるフローチャート**

1)：遺伝カウンセリングに必須で診断に重要であるが，情報を得るには家系内発症者の同意が必要である．
2)：診断確定にはリンパ球や線維芽細胞などでのGAA活性測定，およびGAA遺伝子解析が必要である．
3)：MLPA法で診断を確定できるのはジストロフィン症の約60％にとどまる．
4)：筋病理がジストロフィー性変化でなければ，所見に応じた診断を検討する（先天性ミオパチー，筋炎，神経原性筋萎縮など）．
GAA：酸性αグルコシダーゼ，DMD：Duchenne型筋ジストロフィー，BMD：Becker型筋ジストロフィー
（尾方克久：筋ジストロフィーの病型診断を進めるための手引き（肢帯型・先天性・筋強直性ジストロフィーを念頭に），p.17-27，2019 [5] を参考に作成）

**表5 筋疾患患者で実施したい呼吸・心臓・嚥下の検査**

呼吸機能
　呼吸機能検査（肺気量分画，フローボリュームカーブ）
　夜間パルスオキシメトリー
　動脈血ガス分析
心機能
　胸部X線撮影
　血漿BNP，hANP，血清NT-ProBNP
　心エコー
　心臓シンチグラム
嚥下機能
　嚥下造影検査

75

しい．
　嚥下困難で流動栄養の導入を要する症例があるので，必要に応じ嚥下検査の実施が望まれる．

## D おわりに

　筋疾患の検査結果から的確な診断を得るために最も重要なコツは，「検査所見を自分で確認すること」である．針筋電図での運動単位電位の動員パターンを音で聞いて，その患者の筋病理所見を鏡検すれば，患者の骨格筋に生じている"かたち"と"はたらき"の異常がひとつの病態として鮮やかに理解できる．所見を見ずに「診断」や「解釈」の文字ばかり鵜呑みにしていては，病態を正しく理解できまい．"臨床神経家"たるもの，自分で見て聞いて確認するまで信じない」ものと筆者は学んできた．それぞれの検査は専門家が長けているかもしれないが，その患者の経過と臨床像を最も把握している担当医こそが，検査所見を患者の病態に意義づけられるはずである．検査の「診断」だけを読んで満足せず，原波形や病理像といった「元データ」にあたって，検査所見を自分自身でぜひ確認していただきたい．

謝辞：筆者に筋疾患診療を授けてくださった 故 川井 充 先生に深謝申し上げます．

### 文献
1) 尾方克久：筋疾患の診かた：診察室でわかること．第9回日本神経学会専門医育成教育セミナーテキスト，日本神経学会，p.42-56，2017
2) 尾方克久：骨格筋疾患．レジデント **11**：6-13, 2018
3) Nance JR, Mammen AL：Diagnostic evaluation of rhabdomyolysis. Muscle Nerve **51**：793-810, 2015
4) 鈴木重明：免疫チェックポイント阻害薬による神経・筋障害．医学のあゆみ **263**：127-131, 2017
5) 尾方克久：肢帯型筋ジストロフィー．筋ジストロフィーの病型診断を進めるための手引き（肢帯型・先天性・筋強直性ジストロフィーを念頭に），筋ジストロフィーの標準的医療普及のための調査研究班（編），p.17-27，2019

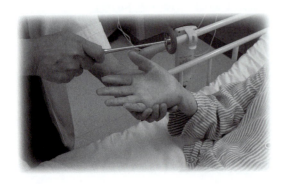

# Chapter 2

## 診断トレーニング
### ～症例問題と実臨床での対応～

Chapter 2 診断トレーニング 〜症例問題と実臨床での対応〜

# A. 末梢神経疾患

## Case 1

### Profile

- 62歳，男性
- 8月25日深夜，頭痛，発熱（38.5℃），下痢が出現した．28日に近医で内服薬を処方され，上記症状は寛解した．9月2日朝食時に飲み込みにくさが出現し，夜になり喋りにくさ，両上肢の脱力感が出現したため救急要請し，近医に入院した．脳梗塞疑いにて頭部CTおよびMRIを撮影されたが異常を認めなかった．9月3日朝，両下肢の脱力感が出現し，精査目的にて当院へ転院搬送された．既往歴に脂肪肝，糖尿病（経口血糖降下薬内服）がある．高血圧は指摘されたことがない．家族歴に特記すべきものはない．
- 身体所見では，体温36.5℃，血圧158/96 mmHg，脈拍101/分・整，呼吸数28/分，$SpO_2$ 95%（4Lマスク）であり，痰が多く自己喀出困難で頻回の吸痰を要する状態であった．神経所見では，意識は清明であったが，両側にまつげ徴候を認め，鼻唇溝は浅く，開口困難であった．嚥下障害，構音障害を認め，提舌は歯列を越えなかった．眼球運動・対光反射は正常であった．臥位で頭部を持ち上げられず，四肢で遠位優位の筋力低下がほぼ左右対称性に認められた（徒手筋力テスト，右/左：三角筋5/5，上腕二頭筋5/5，手関節背屈4/3，腸腰筋4/4，大腿四頭筋4/4，前脛骨筋2/3）．深部腱反射は上肢で減弱し，下肢では消失していた．手指尖端にしびれ感を認めたが，明らかな感覚脱失はなかった．歩行に介助を要した．尿意の低下，発汗低下を認めた．
- 入院時検査：血算は正常．炎症所見はなく，肝酵素と中性脂肪の軽度上昇，HbA1c 7.8%，血清アルブミン3.7 g/dL以外に生化学検査に異常を認めなかった．IgG（1,068 mg/dL），IgM，IgA，補体価は正常であり，抗核抗体は陰性であった．脳脊髄液検査は，細胞数2/μL，蛋白定量51 mg/dL，糖定量76 mg/dL，ミエリン塩基性蛋白40.0 mg/dL以下であった．入院時心電図所見（図1）を以下に示す．

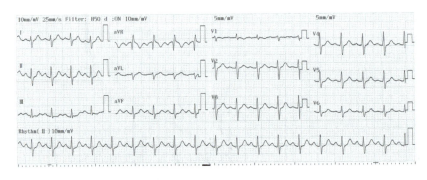

図1 当院入院時の心電図所見

**Q1** 本例において，今後人工呼吸器管理状態になることに強く相関する因子に関して正しいものはどれか．2つ選べ．

 a. 年齢（62歳）
 b. 顔面神経麻痺
 c. 球麻痺
 d. 脳脊髄液蛋白の上昇
 e. 下痢の先行（先行感染としての消化器感染）

　本例は先行する消化器感染後に急速に進行する脳神経障害，四肢筋力低下に加えて，深部腱反射消失を認め，脳脊髄液検査で蛋白細胞解離を認めることからGuillain-Barré症候群（GBS）が最も疑われる．人工呼吸器装着と関連する因子はいくつか報告があるが，現在最も関連するとされる因子は，GBS発症から入院までの日数，入院時の顔面神経麻痺あるいは球麻痺の存在，入院時 MRC（medical research council）sum score（四肢12筋の筋力の合計，60点満点）であり，Erasmus GBS Respiratory Insufficiency Score（EGRIS）を用いて1週間以内に人工呼吸器管理となる可能性を入院時に予測できる[1]．

　入院後経過：入院時診察直後から呼吸苦が増強し，喀痰も不可能となったことから人工呼吸器管理となった．入院時の便培養にて *Campylobacter jejuni* 菌が検出された．血圧は106/62 mmHgから234/92 mmHg まで変動し，脈拍は100〜110/分であった．9月4日（第3病日）より経静脈的免疫グロブリン療法（intravenous immunoglobulin：IVIg）が開始された．入院後7日目（9月10日）の四肢筋力は，三角筋0/0，上腕二頭筋1/1，手関節背屈0/0，腸腰筋0/0，大腿四頭筋1/1，前脛骨筋0/0であった．入院後は便秘であり，腹部単純X線検査で著明な便塊貯留を認めた．9月18日（第17病日）の血清 IgG は1,655 mg/dL，血清アルブミンは2.4 g/dL であった．高血糖状態が継続するため持続インスリン療法を開始された．9月19日（第18病日）の神経伝導検査所見を図2に示す．抗糖脂質抗体検査では，GD1b，GM1/GD1a複合体，GD1a/GD1b複合体，GD1b/GT1b複合体に対するIgG抗体が陽性であった．

【Q1】答　b，c

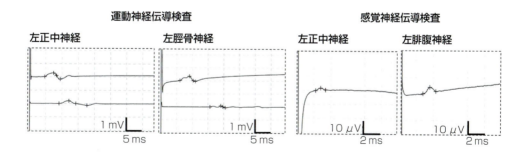

図2　第18病日の神経伝導検査所見
　　刺激点は正中神経では手首と肘窩部であり，脛骨神経では外果後部と膝窩部である．

Chapter 2　診断トレーニング〜症例問題と実臨床での対応〜

**Q2** 本例において3ヵ月後あるいは6ヵ月後の独歩不能と相関する因子に関して正しいものはどれか．3つ選べ．
- a. 入院後7日目の四肢筋力低下（MRC sum score）
- b. 糖尿病の合併
- c. 第17病日の血清アルブミン値
- d. 脳脊髄液蛋白の上昇
- e. 複合筋活動電位の著明な低下が2本の神経でみられる

　3ヵ月後あるいは6ヵ月後の独歩不能を予測する評価法としてEGOS（Erasmus GBS outcome score）あるいはmodified EGOSがある[2]．下痢の先行の有無，年齢，入院後2週目のGBS重症度分類の3項目を点数化し，独歩不能を推測する．modified EGOSは年齢，先行する下痢の有無，入院時あるいは入院後7日目の四肢筋力（MRC sum score）を点数化し，予後を予測可能にしたものである．これらは免疫調整療法導入後の前方視的治療介入研究の解析から作成され，精度が高い．そのほか，IVIg開始後2週間での血清IgG上昇率（デルタIgG，$\Delta$IgG）が730 mg/dL以下の場合，発症6ヵ月後も独歩不能である確率が有意に高いことが知られている[3]．本例では，$\Delta$IgGは587 mg/dLである．またIVIg開始後2週間での血清アルブミン低値（3.5 g/dL未満）も6ヵ月後の独歩不能と有意に相関することが報告されている[4]．最近では糖尿病の存在が発症後3ヵ月での独歩不能に対する独立関連因子であることが多変量解析を用いて示されている[5]．

【Q2】答　a, b, c

**Q3** 本例における管理として正しいものはどれか．3つ選べ．
- a. 低血圧時には昇圧薬を積極的に使用する
- b. 気管内吸痰は徐脈性不整脈の出現に注意して最小限に行う
- c. 両下肢の間欠的空気圧迫，ヘパリン投与を行う
- d. 筋力の改善が認められても，再燃する場合はIVIg再投与を考慮する
- e. 入院中は安静を保ち，退院後リハビリテーションを開始する

　本例では洞性頻脈，血圧の著明な変動，膀胱直腸障害，発汗障害などの著明な自律神経障害がみられている．GBSの重要な死因であり，特に人工呼吸器管理下の症例で合併しやすいことが知られている．血圧低下，低血圧時には安易に昇圧薬を用いると急激な血圧上昇をきたすことがあり，避けるべきである．頭部を下げる，輸液の負荷でまず対応する．収縮期血圧が150 mmHgを頻繁に超え，本例のように200 mmHgを超えるような場合は降圧薬を適切に使用する．自律神経障害に起因する合併症としてposterior reversible encephalopathy syndrome（PRES）やたこつぼ型心筋症が知られており，注意が必要である．著明な自律神経障害を伴う例では，気管内吸痰操作が突発性の徐脈性不整脈（vagal spells），心停止の誘発リスクとなることが知られており，必要最小限に慎重に行う．本例のような完全弛緩性四肢麻痺の場合は静脈血栓症のリスクが高く，両下肢の間欠的空気圧迫，弾性ストッキング，ヘパリンなどの抗凝固薬投与が予防として必要になる．リハビリテーションは入院後早期から介入することが神経機能の改善において重要である．筋力の改善が認められても，再燃する場

A. 末梢神経疾患

合は IVIg 再投与を考慮することが推奨されている.

【Q3】答　b, c, d

## 診 断

### Guillain-Barré 症候群

　Guillain-Barré 症候群（GBS）は急性運動麻痺をきたす末梢神経疾患のなかで最も頻度が高い，免疫介在性ニューロパチーである．約 7 割の症例に先行感染を認め，急性・単相性の経過をたどる．GBS は脳脊髄液の蛋白細胞解離所見と腱反射消失を記載した 1916 年の Guillain，Barré，Strohl らの報告によって現在の疾患概念がほぼ確立された．GBS の診断は基本的に臨床所見に基づいて行われる．しかしながら，GBS には外眼筋麻痺，失調，腱反射消失を 3 徴とする Fisher 症候群や，急性の嚥下障害で発症する咽頭頸部上腕型 GBS（pharyngeal-cervical-brachial variant：PCB）などの亜型が存在し，脳血管障害，重症筋無力症や他科疾患に誤診されることもある．その際に臨床検査を診断の補助として利用できる．たとえば，GBS ではシアル酸を持つ糖脂質であるガングリオシドに対する自己抗体が約 6 割に陽性となる．先行感染の病原体に含まれるリポオリゴ糖のガングリオシド様糖鎖分子に対して産生された抗体が，末梢神経上の類似の糖鎖分子に交叉反応し神経障害をきたすという分子相同性機序が最も有力である．このようにして誘導された抗ガングリオシド抗体は，神経細胞膜上の抗原抗体反応による補体活性化を通して神経障害を生じることが近年の研究で明らかとなっている．

### 文献

1) Walgaard C et al：Prediction of respiratory insufficiency in Guillain-Barré syndrome. Ann Neurol **67**：781-787, 2010
2) Walgaard C et al：Early recognition of poor prognosis in Guillain-Barré syndrome. Neurology **76**：968-975, 2011
3) Kuitwaard K et al ：Pharmacokinetics of intravenous immunoglobulin and outcome in Guillain-Barré syndrome. Ann Neurol **66**：597-603, 2009
4) Fokkink WR et al：Association of Albumin Levels With Outcome in Intravenous Immunoglobulin-Treated Guillain-Barré Syndrome. JAMA Neurol **74**：189-196, 2017
5) Bae JS et al：Diabetes mellitus exacerbates the clinical and electrophysiological features of Guillain-Barré syndrome. Eur J Neurol **23**：439-446, 2016

Chapter 2 診断トレーニング ～症例問題と実臨床での対応～

# Case 2

### Profile

- 39歳，男性
- 3ヵ月前から両足底に正座後のジンジン感のようなしびれ感を自覚するようになった．2ヵ月前からつまづきやすい，階段をのぼりにくい，ペットボトルを開けにくいなど四肢の筋力低下が出現し，近医一般内科で血液検査を，整形外科で頸部MRIを施行されたが，いずれも異常所見は認められず，ビタミン$B_{12}$を処方されて経過観察となった．1ヵ月前から歩行時に何かにつかるようになり，服のボタンをとめられなくなった．1週間前から自力で立ち上がることができなくなったため紹介受診した．既往歴・家族歴に特記事項はみられない．
- 発熱はなく一般身体所見に異常はみられなかった．神経学的所見では意識・脳神経系は正常であるが，徒手筋力テストで四肢の近位筋に4−，遠位筋に3の筋力低下を認めた．握力は両側で0kgであった．筋萎縮は認められなかった．腱反射は四肢で消失しており，両側肘以下，膝以下で振動覚低下がみられた．起立性低血圧，排尿障害はなかった．末梢神経伝導検査所見を表1に，右正中神経検査における波形を図1に示す．

表1 末梢神経伝導検査（右上下肢）

運動神経

| | 遠位潜時 (ms) | 神経伝導速度 (m/s) | 振幅 (mV) | F波潜時 (ms) |
|---|---|---|---|---|
| 正中神経 | 8.9 | 35 | 2.9 | 49.5 |
| 尺骨神経 | 6.0 | 37 | 3.8 | 48.1 |
| 脛骨神経 | 9.0 | 29 | 2.8 | 77.5 |

感覚神経（逆行法）

| | 神経伝導速度 (m/s) | 振幅 ($\mu$V) |
|---|---|---|
| 正中神経 | 29 | 3.1 |
| 尺骨神経 | 31 | 3.8 |
| 腓腹神経 | 45 | 25.8 |

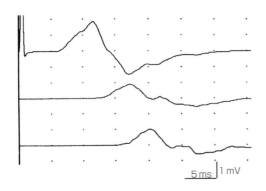

図1 右正中神経運動神経伝導検査所見
記録：短母指外転筋．刺激：手首，肘，腋窩

A. 末梢神経疾患

**Q1** 本例の神経学的所見の解釈として正しいものはどれか．2つ選べ．
    a. 近位筋と遠位筋がほぼ同時におかされている
    b. 脱力の程度に比較して筋萎縮が認められないことは脱髄を示唆する
    c. 四肢に筋力低下が認められるので頸髄病変が疑われる
    d. 自律神経障害が認められる
    e. 筋力低下より感覚低下が優位である

　意識清明の四肢麻痺・感覚障害の解剖学的診断は「頸髄」か「多発ニューロパチー」があげられるが，四肢腱反射の消失と排尿障害がないことから後者となる．末梢神経障害の病態・病理は軸索変性と脱髄に大別されるが，脱力が高度であるのに筋萎縮がないことは脱髄の特徴である．
　また，末梢神経障害のなかで近位筋と遠位筋が同程度に障害される点は典型的CIDPの大きな特徴であり，この筋力低下の分布をとる疾患は典型的CIDPと脱髄型Guillain-Barré症候群のみにほぼ限られ，診断の重要な根拠となる．

【Q1】答　a, b

**Q2** 本例の末梢神経伝導検査の解釈について正しいものはどれか．2つ選べ．
    a. 運動神経の遠位潜時は延長している
    b. 運動神経伝導速度は正常である
    c. F波潜時は軽度に延長している
    d. 正中神経の前腕部に伝導ブロックが認められる
    e. 腓腹神経伝導速度は低下している．

　運動神経遠位潜時は施行全神経で著明に延長しており，運動神経終末部における脱髄を反映している．F波潜時も施行全神経で著明に延長している．血液神経関門が解剖学に欠如している神経終末と神経根が優位に障害されることが典型的CIDPの特徴である．図1では手首と肘の間で振幅低下があり，正中神経前腕部における伝導ブロック所見である．
　感覚神経伝導異常の特徴は，正中・尺骨神経の感覚電位は高度に障害されているのに対して，腓腹神経の感覚電位は正常である．これはsural sparing patternと称されており，検査部位が感覚神経終末を含むか否かでこの障害度の差が起こる．神経終末部の脱髄を示す所見であり，典型的CIDPの診断を強く支持する．
　頸部MRI（STIR）を施行したところ図2の画像が得られた．

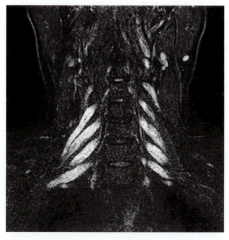

図2　頸部MRI（short tau inversion recovery（STIR）画像

【Q2】答　a, d

Chapter 2　診断トレーニング ～症例問題と実臨床での対応～

**Q3** MRI 所見の解釈について正しいものはどれか.

    a.　正常神経根

    b.　多発神経鞘腫

    c.　対称性の神経根肥厚

    d.　非対称性（多巣性）神経根肥厚

    e.　末梢神経長軸方向のびまん性肥厚

    対称性の多発性神経根肥厚が認められる. この所見は典型的 CIDP か Charcot-Marie-Tooth 病脱髄型で高頻度に認められる.

【Q3】答　c

## 診　断

### 慢性炎症性脱髄性多発根ニューロパチー，典型型

　CIDP は慢性（2 ヵ月以上の進行期間）の免疫介在性ニューロパチーの総称であり，CIDP は複数の異なった病態を含む症候群であり欧州神経学連合・国際末梢神経学会（European Federation of Neurological Societies／Peripheral Nerve Society：EFNS／PNS）により提唱された診療ガイドラインでは CIDP の臨床病型分類が示されている（表2）[1]. 最も頻度の高い臨床病型は「両側対称性の症状を呈し，近位筋が遠位筋と同様におかされる」という特徴を持つ典型的 CIDP（typical CIDP）である. 本症例はこれらの特徴を有しており典型的な「典型的 CIDP」である.

　典型的 CIDP における脱髄の病態を考えるうえで，まず病変の好発部位が血液神経関門（BNB）によって規定されていることを知っておくと全体像を理解しやすい. BNB は血液脳関門（blood-brain barrier：BBB）と同様に血管内皮の tight junction によって構成されており，抗体（免疫グロブリン）などの大分子量物質は BNB を通過できないため，典型的 CIDP においては BNB の脆弱な部位に病変が好発し，それを反映した神経伝導異常が認められる. BNB は遠位部神経終末と神経根において生理的に欠如しており，これらの部位に病変は好発する.

　遠位部神経終末を反映して神経伝導検査において遠位部刺激による複合筋活動電位の変化がみられ，遠位潜時の延長，遠位部刺激 CMAP の持続時間延長・時間的分散，振幅低下が特徴となる. 一方，末梢神経近位部の病は法として MRI，超音波などの画像診断が普及してきており，本症例のように対称性の神経根を中心とする肥厚が認められる. 典型的 CIDP に認められる「近

### 表2　慢性炎症性脱髄性多発根ニューロパチー（CIDP）の臨床病型

典型的 CIDP
非典型的 CIDP
- 遠位優位型（distal acquired demyelinating symmetric：DADS）
- 非対称型（multifocal acquired demyelinating sensory and motor neuropathy：MADSAM あるいは Lewis-Sumner 症候群）
- 限局型（一側の腕神経叢，腰仙神経叢を侵す）
- 純粋運動型
- 純粋感覚型

位筋が遠位筋と同様に障害されるという」特徴的な筋力低下の分布は，病変が遠位部神経終末と神経根に優位に生じることにより説明可能である．すなわち末梢神経の遠位端と近位端に起こる病変は神経長に依存しないからである．

　CIDP の治療法としては免疫グロブリン療法，副腎皮質ステロイド，血漿交換がほぼ同等に有効であることがランダムか群間比較試験で確立されている．日常診療では忍容性の点から，この順に治療法が選択されることが多い．

### 文献

1) Joint Task Force of the EFNS and the PNS：European Federation of Neurological Societies/Peripheral Nerve Society Guideline on management of paraproteinemic demyelinating neuropathies. Report of a Joint Task Force of the European Federation of Neurological Societies and the Peripheral Nerve Society：first revision. J Peripher Nerv Syst **15**：185-195, 2010

Chapter 2　診断トレーニング ～症例問題と実臨床での対応～

# Case 3

### Profile

- 44歳，女性
- 3年前の夏ごろより左手指の筋力低下を自覚したが，仕事で5時間/日ほどピアノの演奏をしていたためと考え放置していた．その後も筋力低下は緩徐に進行し，2年前の冬にはペットボトルの蓋を開けられなくなり，1年前の冬には茶碗を持つことが困難となった．さらに左前腕にビリビリとした異常感覚が出現したため脳神経内科を受診．なお嗜好，既往歴や家族歴に特記すべきものなし．
- 一般身体所見で発熱や体重減少なし．神経所見は脳神経系に異常なし．運動系は左肩関節の外転と外旋，肘関節の屈曲と伸展に軽度の筋力低下，左手関節の背屈と掌屈，母指ならび小指の対立に中等度の筋力低下あり．また左上肢の前腕と母指球，骨間筋に筋萎縮あり．深部腱反射は，左上肢二頭筋反射，三頭筋反射，腕橈骨筋反射で消失．病的反射なし．感覚系は左前腕に自発性の異常感覚，左手関節より遠位で痛覚過敏あり．左肘部ならびに手関節部の殴打痛なし．発汗異常や起立性低血圧などの自律神経症状なく，運動失調もなし．
- 検査所見は一般血液生化学に異常なし．HbA1c 5.2 mg/dL，血清可溶性IL2受容体251 U/mL（正常値145～519 U/mL），各種自己抗体は陰性．脳脊髄液検査は細胞数0/mm³，蛋白29 mg/dL．頸椎～肩近位のMRI所見（図1）と末梢神経伝導検査所見（表1）を以下に示す．

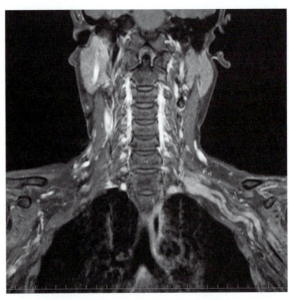

図1　本例のMRI T2 STIR所見（冠状断）

A. 末梢神経疾患

### 表1　本例の神経伝導検査所見

運動神経

|  | Distal latency (ms) | Amplitude (mV) | MCV (m/s) |
|---|---|---|---|
| Lt. median nerve | 5.6 | 0.1 | 31 |
| Lt. ulnar nerve | 2.9 | 4.7 | 56 |
| Lt. peroneal neve | 3.0 | 10.0 | 60 |
| Lt. tibial nerve | 3.3 | 13.4 | 49 |

感覚神経

|  | Distal latency (ms) | Amplitude ($\mu$V) | SCV (m/s) |
|---|---|---|---|
| Lt. median nerve | NR | NR | NR |
| Lt. ulnar nerve | 2.1 | 2.1 | 51.5 |
| Lt. sural nerve | 2.7 | 17.3 | 55.4 |

F波

|  | F-latency (ms) | F-No. (%) | F-CV (m/s) |
|---|---|---|---|
| Lt. median nerve | NR | NR | NR |
| Lt. ulnar nerve | 34.1 | 68.8 | 40.5 |
| Lt. tibial nerve | 41.8 | 100 | 51.6 |

NR：無反応

**Q1** 本例の臨床所見，MRI，神経伝導検査の解釈について正しいものはどれか．2つ選べ．

a. 末梢神経障害の分布は多発ニューロパチー（polyneuropathy）である

b. 左肩関節における外転ならびに外旋の障害に，棘上筋や棘下筋の筋力低下の影響はない

c. MRI 検査所見から，左腕神経叢から神経幹近位部の障害が疑われる

d. 神経伝導検査所見で，Lt. median nerve に軸索障害の要素はない

e. F波（神経伝導検査）所見は，神経根・叢から神経幹近位部における障害が示唆される

　緩徐進行性の左上肢における運動感覚障害をきたした症例である．障害は左右対称性の障害を特徴とする多発ニューロパチー（polyneuropathy）とは異なる分布を示し，MRI 検査で左腕神経叢と近位神経幹の顕著な腫脹が認められる．神経伝導検査では，Lt. median nerve の遠位潜時の延長と伝導速度の低下，複合筋活動電位（compound muscle action potential：CMAP）の低下，ならびに F 波消失を認める．さらに Lt. ulnar nerve は CMAP の低下，F 波の潜時延長と頻度低下を認める．以上より本症例は軸索障害を伴う脱髄性ニューロパチー（混合性ニューロパチー）が示唆され，慢性の経過から非典型的 CIDP，特に多巣型もしくは局在型 CIDP が疑われる．

　脱髄性ニューロパチーの多くには免疫介在性の機序がかかわり，脳脊髄液検査で蛋白細胞解離所見を伴うのが特徴とされる．緩徐進行性の症例や非典型的 CIDP はじめ，鑑別疾患である多巣性運動ニューロパチー（multifocal motor neuropathy：MMN）は蛋白増加が軽度もしくは伴わない例もまれではない．

【Q1】答　c, e

**Chapter 2** 診断トレーニング ～症例問題と実臨床での対応～

**Q2** 本疾患の治療方針として適切なものはどれか．３つ選べ．

    a．ステロイド
    b．進行抑制療法を含む経静脈的免疫グロブリン（intravenous immunoglobu-lins：IVIg）療法
    c．血漿浄化療法
    d．IFN-$\beta$
    e．リルゾール

　典型的，非典型的にかかわらず，CIDP における初回治療の第一選択はステロイド，IVIg，血漿浄化療法の３つである．再発例や緩徐進行性の経過を示す場合には，初回治療で有効であった第一選択治療を間欠的に繰り返す進行抑制療法の導入を考慮する．しかしながら，概して非典型的 CIDP は典型的 CIDP に比べて治療抵抗性を示す例が多くを占めるとされ，ステロイドや IVIg による進行抑制療法からの離脱が困難，もしくは第一選択に対する治療抵抗例を経験することがある．その際には免疫抑制薬への切り替えや add-on が試みられるが，有効性のエビデンスは確立されていない．ちなみに IFN-$\beta$ は多発性硬化症に，またリルゾールは筋萎縮性側索硬化症の治療薬であり，ともに CIDP に対する効果は証明されていない．

【Q2】答　a，b，c

## 診断

慢性炎症性脱髄性多発根ニューロパチー（multifocal acquired demyelinating motor and sensory：MADSAM）もしくは focal type．

　MADSAM の概念は Lewis らによる報告（1982 年）に遡る．非対称性，上肢優位の四肢感覚運動障害をきたし，神経伝導検査で多巣性の伝導ブロックを持続性に示し，神経生検で様々な程度の線維脱落を伴う慢性脱髄性ニューロパチーとしての特徴がそこでは列記されている．また一部の例はステロイドに反応する一方，無治療例では緩徐進行性の増悪が報告されている．当初よりこれらの特徴を示す一群は CIDP の亜型（multifocal demyelinating neuropathy with persistent conduction block）と推定され，今日の Lewis-Sumner 症候群（LSS）もしくは後述する MADSAM に該当する．

　その後，同じく非対称性もしくは mononeuropathy multiplex の上肢優位の障害分布を呈する一方，純粋運動障害に限定され感覚神経に異常を認めない一群が Parry らにより報告（1988 年）された．それ以外にも脳脊髄液蛋白が正常，ステロイド治療抵抗性で IVIg が効果を示すなどの特徴や，高率に IgM GM1 抗体が検出されたことから多巣性運動ニューロパチー（MMN）と呼称された．また Saperstein らにより LSS と MMN は別疾患であることが強調され LSS は以後 MADSAM と改称され非典型的 CIDP の一亜型として診断基準上は分類されている．

　典型的 CIDP は CIDP 全体の半数強を占める亜型であり，残る非典型的 CIDP のうち，MADSAM は対称性の遠位優位感覚型（distal acquired demyelinating symmetric：DADS）とならび代表的な亜型である．MADSAM は障害が神経叢や神経幹に極めて限局性にみられることがあり，神経伝導検査による評価が困難な例も存在する．一般的には上肢に好発し下垂手や握力低下，

**88**

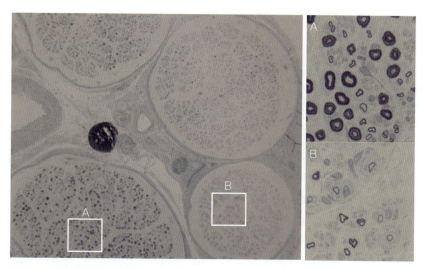

**図2 腓腹神経生検所見（エポン包埋トルイジンブルー染色）**
高度の周膜下浮腫と神経束間における顕著な線維脱落の差異がみられる．時にonion-bulbがみられることがある（B）．

筋萎縮をきたすが，下垂足などの下肢症状を呈することもある．また典型的CIDPではまれとされる異常感覚や疼痛を伴うこともある．脱髄に加え，様々な程度の軸索障害の合併が一般的で，筋萎縮もまれではない．末梢神経生検の病理学的特徴として，周膜下浮腫や節性脱髄，ときにはonion-bulbや神経束間の線維密度差異を伴うことは，緩徐進行性の神経叢・神経幹における炎症性脱髄が示唆される（図2）．

MADSAMの治療は典型的CIDPに準じIVIg，ステロイド，血漿浄化療法が有効である．しかし典型的CIDPと比べて治療抵抗性を示すとされ，これには不可逆性の軸索障害の合併が推定されるが，これが本亜型の病態に由来するprimaryなものか二次性の軸索変性なのかの詳細は今のところ明らかにされていない．

Chapter 2 診断トレーニング ～症例問題と実臨床での対応～

# Case 4

### Profile

- 69歳，男性
- 右利き，68歳まで高校教員をしていた．
- 67歳時にコインを拾い上げにくくなり筋力低下を自覚，その後3ヵ月間で徐々に症状が増悪し，パソコンのタイピングができなくなったために退職した．
- 神経学的診察では，脳神経系の異常，感覚系の異常，錐体路徴候を認めない．右上肢にのみ筋力低下を認め，徒手筋力テストの結果は以下のようだった：三角筋5，上腕二頭筋5，上腕三頭筋5，腕橈骨筋5，短・長橈側手根伸筋1，円回内筋5，尺側手根屈筋5，指伸筋1，示指伸筋1，第1背側骨間筋5，小指外転筋4＋（生理的），母指外転筋5，長母指屈筋4＋．
- 正中，尺骨，および橈骨神経の感覚神経伝導検査に異常はなかった．橈骨神経の運動神経伝導検査結果（図1）を示す．その他の運動神経伝導検査に異常はなかった．右示指伸筋，右短橈側手根伸筋，および右円回内筋の針筋電図記録（図2a, b, c，いずれも随意収縮時記録）を示す．

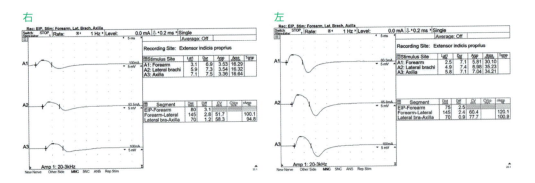

図1 橈骨神経の運動神経伝導検査

A. 末梢神経疾患

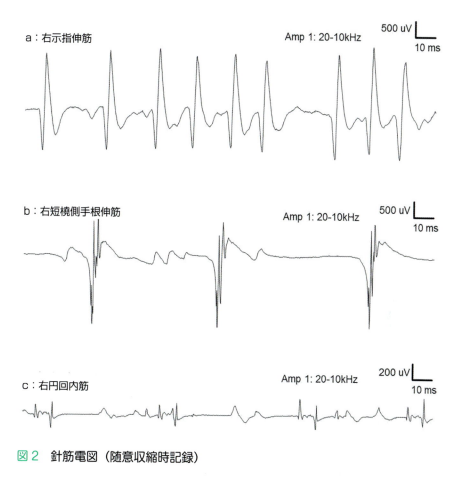

図2 針筋電図（随意収縮時記録）

**Q1** この結果から想定される病態として正しいものはどれか.
 a. 心因性障害
 b. 錐体路障害
 c. 運動ニューロン病
 d. 末梢神経障害
 e. 筋障害

　橈骨神経運動伝導検査で，複合筋活動電位の振幅は比較的保たれており，軸索変性は強くないといえる．一方，示指伸筋の針筋電図検査では遅延動員所見が顕著で，明らかに伝導可能な運動単位が減少している．以上から，橈骨神経分枝（少なくとも短・長橈側手根伸筋，指伸筋，示指伸筋の各筋支配枝）に近位部での伝導ブロックがある可能性が高い．
　心因性，錐体路障害では針筋電図で遅延動員を認めない．運動ニューロン病では軸索数減少を反映し，筋力低下に応じて複合筋活動電位が低下する．感覚神経伝導検査の異常を伴わないが，軸索近位部の伝導ブロックが疑われ，頸髄神経根から末梢神経の障害を疑う．C6根

# Chapter 2 診断トレーニング ～症例問題と実臨床での対応～

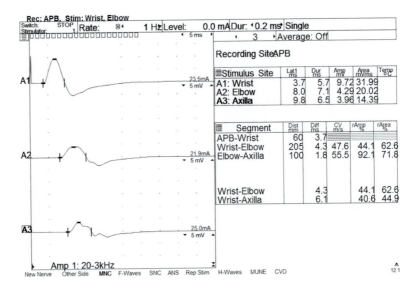

図3 右正中神経の運動神経伝導検査

と橈骨神経で支配される短橈側手根伸筋で脱神経所見を，C6根と正中神経で支配される円回内筋で正常所見を呈しており，後者(橈骨神経分枝障害)を疑う．

その後，不定期にIVIg療法を行いながら経過をフォローした．IVIg療法各クール終了直後から右手の筋力の改善を自覚し，角を作る手を形成することができるようになったが，約2週間で治療前のように筋力低下が悪化するエピソードを繰り返した．約2年間の経過で緩徐に右手の筋力低下の進行を自覚した．

初診時から2年後の再診時における徒手筋力テストは以下の所見を示した：三角筋5，上腕二頭筋5，上腕三頭筋5，腕橈骨筋5，短・長橈側手根伸筋1，円回内筋5，尺側手根屈筋5，指伸筋1，示指伸筋1，第1背側骨間筋4+，小指外転筋4+(生理的)，母指外転筋4−，長母指屈筋4+．

右の正中神経運動伝導検査結果(図3)を示す．

【Q1】答　d

**Q2** 次のうち，誤っているのはどれか．
a. 運動神経伝導速度低下の結果からは脱髄が示唆される
b. 運動神経遠位潜時は正常である
c. 時間的分散の増大は目立たない
d. 軸索変性は軽度である
e. 伝導ブロックを認める

運動神経伝導速度は軽度低下を示すが，CIDPの電気診断基準でも示されているように，脱髄を示唆する伝導速度低下は正常下限の70%以下を目安と考える．本例はそれを満たさない．正中神経の運動神経遠位潜時は3ms台で正常である．脱髄を示唆する時間的分散の増大の目

安は，近位部刺激で30％以上持続時間が延長した場合と考えられており，本例ではそれを満たさない．これは多巣性運動ニューロパチーの伝導ブロックの電気診断基準にも必要な条件である．遠位部刺激での複合筋活動電位振幅は保たれており，軸索変性は軽度である．多巣性運動ニューロパチーの診断基準を参照されたい．

【Q2】答　a

## 診　断

### 多巣性運動ニューロパチー

　多巣性運動ニューロパチーは，多発単神経障害型かつ原則的に運動神経のみの障害を示す免疫介在性ニューロパチーである．筋力低下の分布は，入念な診察や病歴聴取，経過観察により単神経障害が複数重畳していたものだとわかる．本例は2年間の経過中に右橈骨神経の分枝と正中神経（後方視的にみると初診時にすでに前骨間神経障害があった可能性もある）の各運動神経障害を認め，正中神経で伝導ブロックを示し，definite MMN と診断された．3週間毎のIVIg維持療法を始め，手の筋力は徐々に改善していった．

　診断には電気生理学的評価が肝要であるが，本例のように1回の伝導検査では伝導ブロックが示されない例があり注意を要する．その際，筋力低下の程度に比較して筋萎縮が乏しいこと，複合筋活動電位の振幅が保たれていることなどが近位部伝導ブロックを疑う所見であり慎重な経過観察を要する．

　近年画像検査による病変描出の有用性が示されている．本例での初診時腕神経叢 MRI（T2WI）では硬膜外の右C6根で淡い高信号域を認め（図4），同時期の神経根エコーでは右C6およびC7根の腫大を認めた（表1）．画像検査，特にエコーの併用は，局所伝導障害部位を効率的に検索するために有用と考えられる．

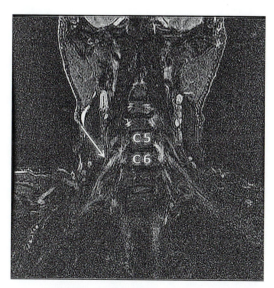

図4　初診時の腕神経叢 MRI（T2WI-STIR, 冠状断）

## Chapter 2 診断トレーニング ～症例問題と実臨床での対応～

表1 初診時の神経根エコー結果

| | 右 | | | 左 | | |
|---|---|---|---|---|---|---|
| | distance (mm) | area (mm$^2$) | HIS | distance (mm) | area (mm$^2$) | HIS |
| C5 | 2.5 | 8 | 無 | 3.1 | 10 | 無 |
| C6 | 4.4 | 18 | 無 | 3.1 | 11 | 無 |
| C7 | 5.7 | 19 | 無 | 3.9 | 15 | 無 |

　本例における抗ガングリオシド抗体は，約半数例でGM1-IgM抗体陽性を認めるとされ診断基準の支持基準となっているが，本例では陰性であった．髄液蛋白の軽度上昇もやはり支持基準のひとつで，本例でも52mg/dLと軽度上昇していた．これら検体検査はあくまで補助的役割であるとの認識が一般的である．

A. 末梢神経疾患

# Case 5

### Profile

- 70歳，男性
- 60歳を過ぎたころから両手の指先と足底の異常感覚を自覚するようになったが，日常生活動作に問題はなく，経過をみていた．最近になって両足の異常感覚が増悪し，歩きづらさも自覚するようになったため受診した．食事はきちんととっており，一般内科的には特に異常は指摘されていない．既往歴や家族歴にも特記すべきものはない．
- 神経所見では，四肢に手袋靴下型の表在感覚低下，腱反射消失を認めたが，明らかな筋萎縮や筋力低下はみられなかった．両下肢遠位での振動覚は著明に低下していた．末梢神経伝導検査は表1のとおりである．

表1-1 運動神経伝導検査

|  | distal latency (ms) | amplitude (mV) | MCV (m/s) |
| --- | --- | --- | --- |
| Lt. median nerve | 9.2 | 5.6 | 33 |
| Lt. ulnar nerve | 5.4 | 11.8 | 37 |
| Rt. peroneal nerve | 16.2 | 0.3 | 13 |
| Rt. tibial nerve | 10.8 | 0.7 | 15 |

表1-2 感覚神経伝導検査

|  | distal latency (ms) | amplitude (mV) | MCV (m/s) |
| --- | --- | --- | --- |
| Rt. median nerve | NR | NR | NR |
| Rt. sural nerve | NR | NR | NR |
| Lt. sural nerve | NR | NR | NR |

NR：無反応

**Q1** 本例の末梢神経伝導検査の解釈について正しいのはどれか．

- a. 運動神経伝導速度は正常である
- b. 運動神経では時間的分散がみられる
- c. 運動神経の遠位潜時の延長がみられる
- d. 運動神経では伝導ブロックがみられる
- e. 感覚神経は無反応であり脱髄は考えにくい

　感覚神経伝導検査はNR（無反応）であり，明らかに異常であることがわかる．

　一方，明らかな筋萎縮や筋力低下がみられないと書かれているが，運動神経伝導検査もかなりの異常所見がみられる．

　特に，伝導速度の低下と遠位潜時の延長が明らかであり，脱髄性末梢神経障害であること

95

Chapter 2 診断トレーニング 〜症例問題と実臨床での対応〜

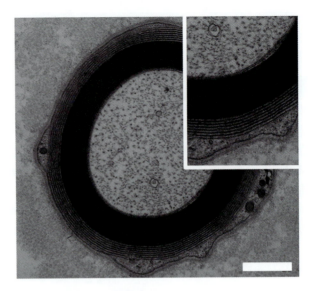

**図1 腓腹神経の電顕所見**
bar＝2μm

がわかる．時間的分散や伝導ブロックについては，問題文の記載では判断ができず，実際の検査所見の波形をみる必要がある．

　感覚神経伝導検査では，障害の程度は強いが，脱髄がプライマリーの障害であっても無反応となることはあり，脱髄の可能性を否定することはできない．

　腓腹神経生検の電顕を施行したところ，図1のような所見が得られた．

【Q1】答　c

**Q2** この電顕写真の所見は何と呼ばれるか．
　　　a. tomacula
　　　b. onion bulb
　　　c. myelin ovoid
　　　d. uncompacted myelin
　　　e. widely spaced myelin

**Q3** 本例の血中でみられるのはどれか．
　　　a. GM1抗体
　　　b. MAG抗体
　　　c. GQ1b抗体
　　　d. AQP4抗体
　　　e. NF155抗体

　本電顕所見では，有髄線維の外側のmajor dense lineの離開がみられるので，widely spaced myelinと考えられる．

A. 末梢神経疾患

　この所見は抗MAG抗体陽性ニューロパチーに特徴的な所見として知られる．その他の所見は図1にはみられない．ちなみにuncompacted myelinは，同じくM蛋白がみられるCrow-深瀬症候群（POEMS症候群）にみられる所見である．

　本例は，臨床症候，経過，および腓腹神経の電顕所見より，抗MAG抗体陽性ニューロパチーと診断される．

　GM1抗体は，IgM抗体は特異性があまり高くないが，多巣性運動性ニューロパチー（multifocal motor neuropathy：MMN）の約半数でみられることがよく知られる．一方，IgG抗体は軸索障害性あるいは純粋運動性のGuillain-Barré症候群にみられることが多い．

　GQ1b抗体は，Fisher症候群の9割程度にみられるとともに，眼球運動麻痺や運動失調を伴うGuillain-Barré症候群や，Bickerstaff脳幹脳炎でみられる．大部分はIgG抗体である．

　AQP4抗体は，末梢神経障害ではみられず，視神経脊髄炎関連疾患（neuromyelitis optica spectrum disorder：NMOSD）でみられる．

　NF155抗体は，自己免疫性ノドパチーにみられる抗体であるが，比較的若い症例が多く，末梢神経の電顕所見では，傍絞輪部のミエリンが軸索から分離した所見がみられるのが特徴で，本例の電顕所見とは異なる．

【Q2】答　e　【Q3】答　b

## 診　断

### 抗MAG抗体陽性ニューロパチー

　抗MAG抗体陽性ニューロパチーは，大多数がIgMパラプロテイン血症を伴い，IgM M蛋白がmyelin-associated glycoprotein（MAG）の持つHNK-1エピトープといわれる糖鎖に対する抗体活性を持つ．HNK-1エピトープは硫酸化グルクロン酸基を末端に持つが，同様のエピトープを持つ糖蛋白や糖脂質はMAG以外にも存在し，同じIgM M蛋白が結合する．糖脂質のなかで，このIgM M蛋白が結合するものとしては，sulfated glucuronyl paragloboside（SGPG）がよく知られている．

　MAGやSGPGはミエリンに主として存在するため，IgM M蛋白がミエリンに結合して，脱髄性ニューロパチーをきたすと考えられる．運動障害，感覚障害ともにきたすが，感覚障害が前景に立つことが多く，感覚障害性運動失調をきたすことが多い．本例にみられた歩きづらさも，深部感覚障害のためによる可能性が考えられる．

　抗MAG抗体陽性ニューロパチーは，以前は慢性炎症性脱髄性多発根ニューロパチー（CIDP）のなかに含めて考えられていたが，現在広く使われているPNS/EFNSのCIDP診断基準では，CIDPの除外項目とされている．

　日常臨床では，CIDPと同様に，経静脈的免疫グロブリン（IVIg），副腎皮質ステロイド薬，血漿浄化療法などが用いられるが，一般に治療反応性はあまりよくなく難治性である．

# Chapter 2 診断トレーニング 〜症例問題と実臨床での対応〜

# Case 6

## Profile

- 77歳，男性
- 2週間前から両足底（左優位）にビリビリ感と砂利を踏んだ感じを自覚し，数日後にはビリビリ感は両足背にまで拡大した．1週間前から左下垂足が出現し，自力歩行が難しくなったため受診した．既往歴に気管支喘息があり，2ヵ月前から喘息発作の頻度が増加していた．
- 受診時の体温37.5℃，血圧112/76mmHg，脈拍88/分，肺音，心音に異常はなかった．
- 神経所見では脳神経に異常はなく，上肢筋力は正常，下肢遠位部に左右差のある筋力低下があり，感覚系では左peroneal nerve領域にアクセントを認める触痛覚の低下があった．腱反射は左膝蓋腱反射や両側アキレス腱反射が低下していた．
- 血液検査では赤血球405万，Hb 12.9g/dL，白血球21,840/μL（好酸球14,087/μL），CRP 9.3mg/dL，IgE 963IU/mL（基準250未満）であった．
- 末梢神経伝導検査の結果を表1に示す．

### 表1-1　運動神経伝導検査

|  | 遠位潜時 (m/s) | 振幅（mV）近位刺激 / 遠位刺激 | 速度 (ms) |
|---|---|---|---|
| 左正中神経 | 3.6 | 8.2/8.7 | 54.0 |
| 右正中神経 | 3.7 | 7.4/7.5 | 53.7 |
| 左尺骨神経 | 3.1 | 7.7/7.9 | 50.8 |
| 右尺骨神経 | 3.2 | 6.8/7.7 | 55.9 |
| 左脛骨神経 | 4.8 | 1.6/2.0 | 38.5 |
| 右脛骨神経 | 5.2 | 0.9/1.4 | 38.3 |
| 左腓骨神経 | 5.6 | 0.2/0.2 | 40.3 |
| 右腓骨神経 | 5.3 | 0.9/0.9 | 50.0 |

### 表1-2　感覚神経伝導検査

|  | 頂点潜時 (ms) | 振幅 (μV) | 速度 (m/s) |
|---|---|---|---|
| 左正中神経 | 3.6 | 35 | 51.3 |
| 右正中神経 | 3.4 | 34 | 52.2 |
| 左尺骨神経 | 3.6 | 30 | 51.1 |
| 右尺骨神経 | 3.4 | 28 | 55.1 |
| 左腓腹神経 | 4.2 | 3 | 43.2 |
| 右腓腹神経 | 3.9 | 8 | 45.8 |

A. 末梢神経疾患

**Q1** 本例の末梢神経伝導検査の解釈について正しいものはどれか．
    a. 運動神経は上肢，下肢ともに異常がみられる
    b. 下肢の運動神経の振幅の低下が目立つ
    c. 運動神経，感覚神経ともに明らかな左右差はない
    d. 感覚神経の異常はみられない
    e. 脱髄の所見が強い

　上肢は異常がみられないが，下肢では運動神経，感覚神経ともに振幅の低下を中心とした障害が明らかである．運動神経の腓骨神経，感覚神経の腓腹神経では左右の振幅の差が50％以上あり，左右差があると判断できる．振幅の低下や左右差の存在から，電気生理学的に軸索型の多発性単神経障害と考えられる．
　この症例に対して左腓腹神経生検を施行したところ，図1ならびに図2のような所見が得られた．

【Q1】答　b

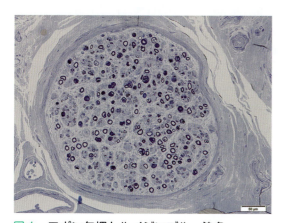

図1　エポン包埋トルイジンブルー染色

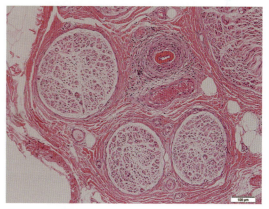

図2　HE染色

**Q2** この病理標本で認められるものはどれか．2つ選べ．
    a. フィブリノイド変性
    b. 小径線維のクラスター形成
    c. 髄鞘の菲薄した線維
    d. ミエリン球
    e. オニオンバルブ

　図1はエポン包埋トルイジンブルー染色であり，大径有髄線維の脱落や多数のミエリン球が確認でき，急性の軸索障害を呈している．図2はパラフィン包埋切片のHE染色であり，血管のフィブリノイド変性を認める．この症例の切片内には，再生線維である小径線維のクラスター形成はなく，脱髄を示唆する髄鞘の菲薄した線維やオニオンバルブはみられない．
　血管炎性ニューロパチーの典型例では，腫れあがった軸索やミエリン球の多発といった急

**Chapter 2** 診断トレーニング ～症例問題と実臨床での対応～

性の軸索変化に加えて，神経上膜の細動脈を中心に著明な炎症細胞浸潤が観察され，血管にはフィブリノイド変性，弾性板の断裂がみられる．血管炎の病理学的変化は神経の全長に存在するわけではなく，散在性にみられるため，採取した神経検体に血管炎の直接的な所見が必ずしも存在するとは限らない．神経束内や神経束間での有髄線維の不均一な脱落，神経周膜の部分的な肥厚，細動脈の再開通所見，新生血管の増生など，血管炎の存在を間接的に支持する所見を含めて詳細に評価することが重要である．

【Q2】答　a, d

**Q3** この症例の診断に有用な抗体はどれか．

    a. MPO-ANCA

    b. ARS 抗体

    c. SS-B 抗体

    d. Scl-70 抗体

    e. 糖脂質抗体

　先行する気管支喘息や好酸球増多を伴う多発性単神経障害から好酸球性多発血管炎性肉芽腫症（eosinophilic granulomatosis with polyangiitis：EGPA）と考えられる．EGPA は顕微鏡的多発血管炎や多発血管炎性肉芽腫症と同様，好中球細胞質抗体（anti-neutrophil cytoplasmic antibody：ANCA）が発症機序にかかわる疾患として ANCA 関連血管炎に分類される．EGPA でみられる ANCA は，もっぱらミエロペルオキシダーゼ（myeloperoxidase：MPO）に対する抗体であり，MPO-ANCA の上昇は EGPA を支持する所見である．ただし，MPO-ANCA の陽性率は 50% 以下であり，陰性例でも EGPA は除外できないことに留意する．

　ARS 抗体は炎症性筋疾患でみられる抗体であり，陽性の症例は，筋症状，間質性肺炎，機械工の手などおおよそ共通の臨床症状を有することから ARS 抗体症候群と呼ばれる．SS-B 抗体は Sjögren 症候群，Scl-70 抗体は強皮症，糖脂質抗体は Guillain-Barré 症候群でみられる抗体である．

【Q3】答　a

## 診 断

### 好酸球性多発血管炎性肉芽腫症（EGPA）

　好酸球性多発血管炎性肉芽腫症（eosinophilic granulomatosis with polyangiitis：EGPA）は以前はアレルギー性肉芽腫性血管炎または Churg-Strauss syndrome と呼ばれていたが，2012 年の Chapel Hill Consensus Conference（CHCC）の定義の改訂によって EGPA に名称が変更され，広く使用されるようになった．

　気管支喘息や好酸球性副鼻腔炎などのアレルギー性疾患が先行し，末梢血の著明な好酸球増加を伴って，肺，皮膚，心血管系，消化管，腎臓，神経障害などをきたす．末梢神経障害は全体の 80% 程度にみられ，神経障害は急性から亜急性に進行する場合が多く，機能障害が残存することもあり，早期の治療介入が重要である．

　EGPA の治療の主体は副腎皮質ステロイド薬である．軽症から中等症の症例では十分量の副

**100**

A. 末梢神経疾患

腎皮質ステロイド薬のみで寛解導入できることが多い．重症例に対してはシクロホスファミドなどの免疫抑制薬の併用が効果的である．ガンマグロブリン大量静注療法や抗 IL-5 療法が追加治療薬として選択される．

# Chapter 2 診断トレーニング ～症例問題と実臨床での対応～

# Case 7

## Profile

- 75歳，男性
- 3ヵ月前から両手指先にしびれを自覚し，その後，四肢遠位に異常感覚領域が拡大した．1ヵ月前から箸が使いにくい，ボタンがとめにくいなどの巧緻運動障害がみられた．同じころから靴を履いている感覚がわかりにくく歩行時にふらつくようになり，顔を洗うときにバランスを崩して転びそうになった．日毎に歩けなくなり2週間前から部屋のなかを這って移動するようになり受診した．
- 食事は好き嫌いなくきちんととっているが，1年前から体重が8kg減少した．既往歴や家族歴には特記すべきものはない．飲酒は1ヵ月に1回程度の機会飲酒で，20歳から1日20本の喫煙歴がある．
- 神経所見では，脳神経系に異常はないが，四肢遠位に異常感覚があり，振動覚・位置覚が低下していた．四肢の筋力は保たれており，明らかな筋萎縮はみられない．腱反射は低下しており，失調がみられた．
- 末梢神経伝導検査を表1に，腓腹神経生検結果を図1に示す．

表1-1　運動神経伝導検査

|  | Distal latency (ms) | Amplitude (mV) | MCV (m/s) |
|---|---|---|---|
| Rt. median nerve | 3.5 | 10.5 | 48 |
| Rt. ulner nerve | 2.7 | 15.5 | 56 |
| Rt. peroneal nerve | 4.4 | 9.1 | 42 |
| Rt. tibial nerve | 3.5 | 13.8 | 46 |

表1-2　感覚神経伝導検査

|  | Distal latency (ms) | Amplitude ($\mu$V) | MCV (m/s) |
|---|---|---|---|
| Rt. median nerve | NR | NR | NR |
| Rt. ulner nerve | NR | NR | NR |
| Rt. sural nerve | 3.5 | 0.6 | 43 |

A. 末梢神経疾患

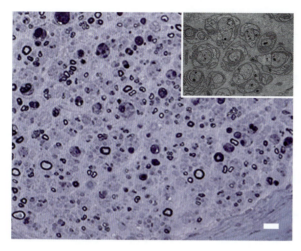

図1 腓腹神経エポン包埋トルイジンブルー染色
大径有髄線維を中心とした急性軸索変性像の多発を認め，小径の有髄線維や無髄線維（枠内電子顕微鏡写真）は比較的保たれていた．（bar＝10μm）

**Q1** 図1は本例の腓腹神経生検腓腹神経エポン包埋トルイジンブルー染色（bar＝10μm）と電子顕微鏡写真（枠内）である．電子顕微鏡観察では無髄線維は比較的保たれていた．本例の病理所見の記述として正しいものはどれか．2つ選べ．

　　a. 大径有髄線維を中心に急性軸索変性像の多発を認める
　　b. 大径有髄線維を中心に脱髄像の多発を認める
　　c. 多数の onion bulb 形成を認める
　　d. 多数のリンパ球浸潤を認める
　　e. 大径有髄線維に比較して小径有髄線維は比較的保たれている

　大径有髄線維を主体に myelin ovoid が多発しており，急性軸索変性の所見である．myelin ovoid の形態には，超急性期のものから，やや時間のたったものまで，様々な時間相のものを認める．有髄線維の脱髄像を示唆する naked axon や onion bulb 形成は認めない．大径有髄線維の障害のわりに，小径有髄線維や無髄線維（枠内）の形態は比較的正常に保たれている．小径有髄線維の集まりによる cluster 形成（再生を示唆）を少数散見する．神経束内は浮腫状であり，様々な時間相の急性軸索変性像より炎症性機序が示唆される．明らかなリンパ球の集簇像は認めない．大径有髄線維に比較的限局する急性軸索障害像であり，線維径に依存する選択的な線維障害の炎症性の病態機序が示唆される．血管炎によるニューロパチーでは，大径，小径，無髄線維のいずれもが障害されるため，本病理所見とは異なる．

【Q1】答 a, e

**Q2** 本例で優先して行うべき検査はどれか．

　　a. 唾液腺シンチグラフィー
　　b. 全身造影 CT
　　c. 腹部超音波検査
　　d. Ga シンチグラフィー
　　e. 眼底検査

**Chapter 2** 診断トレーニング ～症例問題と実臨床での対応～

**Q3** 本例で異常値として検出される可能性が高いものはどれか.

    a. GD1b 抗体

    b. ganglionic AChR 抗体

    c. SS-B 抗体

    d. Hu 抗体

    e. 血清 VEGF

　数ヵ月で亜急性に進行する感覚失調性ニューロパチーをみたら，傍腫瘍性神経症候群を疑う必要がある．感覚性ニューロパチーは傍腫瘍性神経症候群の古典的な臨床病型のひとつであり，高齢発症（特に 60 歳以上の男性）で，背景腫瘍では肺小細胞癌（small cell lung cancer：SCLC）が多く，検出される抗神経抗体では Hu 抗体の頻度が最も高い．神経症状は腫瘍検出に先行して出現することが多く，傍腫瘍性神経症候群を疑ったら全身の悪性腫瘍検索が重要である．

　GD1b 抗体，SS-B 抗体（Sjögren 症候群）では失調性ニューロパチーを呈することがある．ganglionic AChR 抗体は自己免疫性自律神経節障害（autoimmune autonomic ganglionopathy：AAG）で検出される．血清 VEGF は POEMS 症候群で異常高値となることがある．傍腫瘍性感覚性ニューロパチーでは Hu 抗体や CRMP5 抗体の関連が報告されている.

【Q2】答　b　【Q3】答　d

## 診　断

### 傍腫瘍性ニューロパチー

　傍腫瘍性神経症候群（paraneoplastic neurological syndrome：PNS）とは，担癌患者に生じる神経障害のうち，腫瘍の浸潤・転移によらず，腫瘍に関連した免疫学的機序により発症・進行する神経障害をいう．多くの症例では腫瘍検出に先行して神経症状が出現し，急性から亜急性の経過をたどる．PNS Euronetwork による診断基準では，PNS として認知度の高い典型的臨床型（classical syndrome）かどうか，腫瘍の存在，臨床的意義が確立されている抗神経抗体（well-characterized onconeural antibodies）の有無により「definte PNS」と「possible PNS」が規定されている.

　末梢神経障害は PNS の古典的臨床病型のひとつであり，PNS で頻度が高い主要な徴候である．傍腫瘍性ニューロパチーとして古くから認識されている病型は，亜急性感覚性ニューロノパチー（acute sensory neuronopathy：SSN）で，後根神経節の神経細胞を標的とした T 細胞性の病態機序が推定されている．深部感覚障害による感覚失調と小径線維障害による有痛性ニューロパチーを特徴とする．70～80％では SCLC を背景腫瘍とし，抗体陽性例の多くは Hu 抗体が検出されるが，CV2/CRMP5 抗体や amphyphisin 抗体などもみられる．SSN のほか，運動障害もきたす感覚運動性ニューロパチー，自律神経障害を呈する AAG，腸管神経叢障害による偽性腸閉塞症（chronic gastrointestinal pseudo-obstruction）などの臨床病型も傍腫瘍性に生じうる末梢神経系の障害として知られている.

　傍腫瘍性ニューロパチーでは原則として腫瘍の治療が最優先される．免疫治療が施行されることもあるが反応性は不良である.

A. 末梢神経疾患

# Case 8

### Profile

- 40歳，男性
- X-1年11月ころから，両足のしびれを自覚するようになった．X年3月ころから，階段をのぼるのが大変になり，手すりを利用し一段ずつのぼれるようになった．また，両足がむくみ，靴がきつくなった．少し動いただけでも息切れをするようになった．X年5月ころから，平地での歩行にも手すりが必要になり，受診した．既往歴，家族歴に特記すべき事項はない．
- 一般身体所見では，両下腿〜足にかけての浮腫，体幹に多発する血管腫，女性化乳房を認めた（図1）．
- 神経所見では，両足のしびれと痛覚・振動覚低下，四肢の腱反射消失，両側前脛骨筋・下腿三頭筋の高度の筋力低下（徒手筋力試験1/5程度）と筋萎縮，両側下肢近位筋の中等度の筋力低下（4/5程度）を認めた．自律神経障害は認めなかった（表1）．
- 血液検査では，血小板増多とM蛋白（IgGλ型）を認めた．

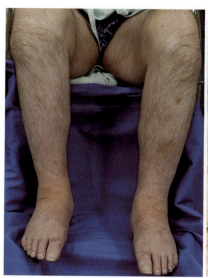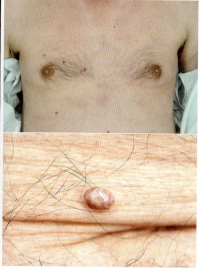

図1　身体所見

Chapter 2　診断トレーニング ～症例問題と実臨床での対応～

### 表1-1　運動神経伝導検査

|  | Distal latency (ms) | Amplitude (mV) | MCV (m/s) | F-wave latency (ms) |
|---|---|---|---|---|
| Rt. Median nerve | 5.2 | 2.1 | 29 | 34.4 |
| Rt. Ulnar nerve | 4.2 | 3.3 | 35 | 45.0 |
| Rt. Tibial nerve | NR | NR | NR | ND |
| Rt. Peroneal nerve | NR | NR | NR | ND |

伝導ブロック所見は認めない.

### 表1-2　感覚神経伝導検査

|  | Amplitude ($\mu$V) | SCV (m/s) |
|---|---|---|
| Rt. Median nerve | 9 | 33 |
| Rt. Ulnar nerve | 11 | 38 |
| Rt. Sural nerve | 1 | 26 |

*NR：無反応，**ND：未施工

**Q1** 本例の末梢神経伝導検査所見の解釈として当てはまらないのはどれか.
- a. 遠位潜時は延長している
- b. 運動神経伝導速度は低下している
- c. F波潜時は延長している
- d. 複合筋活動電位振幅は低下している
- e. 感覚神経の活動電位振幅・伝導速度は，年齢・浮腫を考慮すると正常範囲に保たれている

　運動神経伝導検査では，遠位潜時・F波潜時の延長，伝導速度の低下を認める. いずれも脱髄域に到達する変化である. 遠位潜時の延長の程度と伝導速度低下の程度は同程度で，脱髄は神経の遠位部と中間部に比較的均一に分布していることが推測される. 下肢の活動電位振幅は検出されない. 両下腿の筋萎縮の所見と合わせ，脱髄に加えて，二次的な軸索変性を伴っていることが推測される.

　感覚神経でも伝導速度および活動電位振幅の低下を認め，その程度は下肢に強い. したがって，感覚神経伝導検査所見も，上記の運動神経伝導検査所見とほぼ同様に解釈できる. 浮腫がある肢では，神経と表面電極の距離が遠くなるため，活動電位振幅が実際よりも小さく記録される. しかし本例では，伝導速度は明らかに低下しており，振幅の低下は有意な異常所見と解釈できる.

　以上より，本例の所見は，運動および感覚神経のびまん性の脱髄性ニューロパチーであり，下肢に二次的軸索変性を伴っていると解釈される. 脱髄の分布は神経の全長にわたり，比較的均一であることが推測される. 経過・身体所見・伝導検査所見を総合すると，長さ依存性の重症度を示す，脱髄を主な病態とした後天的な多発ニューロパチーであると考えられる. また，浮腫などの臨床症状，血小板増多とM蛋白血症の併存から，末梢神経系にとどまらない，全身性の病態が背景にあることが伺われる.

【Q1】答　e

**Q2** 図1は本症例で認められた特徴的な一般身体所見である．この他に認める可能性の高い身体所見は次のうちどれか．
 a．眼瞼結膜蒼白
 b．色素沈着
 c．巨大舌
 d．shoulder-pad sign
 e．紫斑

　図1では，両下腿から足にかけての浮腫，体幹に散在する血管腫，軽い女性化乳房を認める．実は，両下腿の遠位に軽度の色素沈着も認めている．血管腫は典型的には拡大図のように盛り上がり，多発する傾向を認める．治療に伴い縮小する．
　本疾患において，皮膚の異常は特徴的な症候のひとつであり，なかでも色素沈着はほぼ必発の症状である．図2に示すように，少し赤みのかかった褐色を呈し，四肢や顔面に認めることが多い．数例経験すると，この色素沈着のみで，診断を想起しうるほど典型的な症状である．
　本疾患では赤血球増多を認めることがしばしばある．貧血は通常呈さない．巨大舌，shoulder pad sign はアミロイドーシスで認める所見である．浮腫を伴うニューロパチーを診た際に，ALアミロイドーシスは鑑別にあげるべき疾患である．しかし，アミロイドーシスでは軸索変性性のニューロパチーを呈する．紫斑は血管炎性ニューロパチーで認めることがある．血管炎によるニューロパチーの臨床は典型的には多発単神経障害を呈する．本例のように，長さ依存性，左右対称性の多発ニューロパチーの臨床像を呈することはほとんどない．

【Q2】答　b

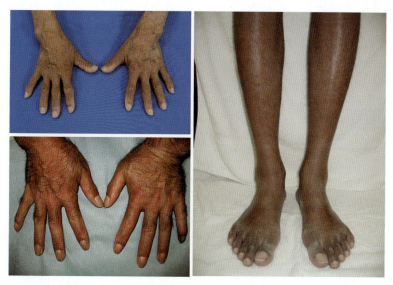

図2　身体所見

**Chapter 2** 診断トレーニング ～症例問題と実臨床での対応～

**Q3** 本例の診断にはあるサイトカインの血中濃度の測定が有用である．最も有用なものは次のうちどれか．
- a. TNFα
- b. IL10
- c. IL12
- d. VEGF
- e. IL6

　数ヵ月の経過で進行する脱髄性多発ニューロパチーであり，特徴的な一般身体所見とM蛋白を伴っている．後天性脱髄性ニューロパチーとして鑑別疾患をいくつかあげ，診断を進める場合の具体的な思考過程を下記に示す．

　最も頻度が高いのは，慢性炎症性脱髄性多発根ニューロパチー（CIDP）である．CIDPでもM蛋白を伴うことはありうる．対称性の臨床症状を呈するCIDPは典型的CIDPまたは遠位優位型である．典型的CIDPでは近位筋にも筋力低下を呈し，本例のような下肢遠位に圧倒的に優位な臨床像は呈さない．脱髄病変の分布はびまん性よりも，神経の遠位部または近位部に優位になることが多い．また，遠位優位型の多くは，感覚優位かつ深部覚障害優位であり，本例の臨床像とは異なる．そのほか，抗MAG抗体陽性ニューロパチーも鑑別にあがる．しかし，同ニューロパチーは，やはり感覚優位かつ深部覚障害優位である．また，併存するM蛋白血症はIgMクラスである．POEMS症候群は，対称性下肢遠位優位の症状分布を示し，運動優位の臨床を呈する．数ヵ月単位で亜急性に進行する例も少なくない．また，特徴的な浮腫，色素沈着，血管腫などの存在も，診断を支持する．

　POEMS症候群ではVEGF値が高度に上昇し，診断の決め手となる．VEGFは外注検査会社で測定可能であるが，保険適用を有さないことに，留意が必要である．血清で測定した際の正常上限値は1,000pg/mLである．特に指定しない場合，血漿で測定されるため，注意する．POEMS症候群ではCastleman病を合併することがある．Castleman病では，IL6の上昇を認める．しかし，POEMS症候群の診断に最も有用なものとしては，VEGFが選択される．

【Q3】答　d

## 診断

### POEMS症候群

　POEMS症候群はモノクローナルな形質細胞増多と高VEGF血症を背景に，多発ニューロパチー，浮腫，胸・腹・心囊水，臓器腫大，内分泌障害，皮膚異常などの多彩な症状を呈する疾患である．適切に治療介入しないと，四肢麻痺，多臓器障害を呈し，機能・生命予後とも不良である．近年，骨髄腫の治療が応用されるようになり，予後が改善しつつある．脱髄所見を呈するため，CIDPと初期に診断されることがしばしばある．適切な早期診断と治療介入は予後を改善するため，有病率は0.3/10万人とされる超稀少疾患であるが，脳神経内科医は忘れてはならない．疑うことが，診断の大切な第一歩となる．

　診断は診断基準を念頭に必要な検査を行っていく．スクリーニングとして有用な検査は，神

経伝導検査，M 蛋白検索，胸腹部 CT 検査などである．M 蛋白は非常に微量のため，免疫電気泳動法では検出できないことがある．免疫固定法を適宜利用する．M 蛋白は IgG または A の λ 型が多い．CT 検査の主な目的は，肝脾腫やリンパ節腫脹，胸・腹・心嚢水の検索である．しかし，CT の Window 幅を骨条件に合せることにより，椎体・胸骨・肋骨・骨盤などの骨硬化性病変のスクリーニングにも，CT 検査は利用できる．全身の骨病変の精査には，PET 検査を行う．そのほか，血小板・赤血球増多，低アルブミン血症なども認めることがあり，診断の一助となる．

　臨床症状および以上の検査所見から，POEMS 症候群が強く疑われる際に，VEGF 値の検査を検討する（保険適用がないため）．また，内分泌障害の評価も診断の確定には必要である．性腺機能異常・甲状腺機能異常・耐糖能異常・副腎機能異常の頻度が高い．LH・FSH・$E_2$（エストラジオール）・テストステロン・TSH・$FT_3$・$FT_4$・血糖・インスリン・ACTH・コルチゾールなどの検査でスクリーニングを行う．POEMS 症候群では，肺高血圧の合併も多く，時に重篤化する．心エコー検査で評価する．本例の息切れは，肺高血圧の合併が疑われる．

Chapter 2 診断トレーニング 〜症例問題と実臨床での対応〜

# Case 9

## Profile

- 33歳, 男性
- 生来健康. 小中高時代は運動が苦手であった. 30歳代になり転びやすくなり手足が他の人より細いことを気にして来院した. 四肢は遠位優位の筋力低下と筋萎縮があり, 足は図1のように凹足(Pes Cavus)を呈している. アキレス腱反射は消失している. Babinski反射は陰性. 父および父方叔母に同様の筋萎縮がみられる. 末梢神経伝導検査の結果を表1に示す.

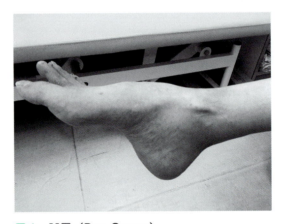

図1 凹足 (Pes Cavus)

表1-1 運動神経伝導検査

|  | 右正中神経 | 左正中神経 | 右尺骨神経 | 左尺骨神経 | 右脛骨神経 | 左脛骨神経 |
|---|---|---|---|---|---|---|
| DL (ms) | 6.8 | 6.9 | 6.6 | 5.5 | 11.3 | 13.7 |
| MCV (m/s) | 23.6 | 21.7 | 23.1 | 21.2 | 16.8 | 19.9 |
| CMAP (mV) | 7.2 | 7.9 | 7.6 | 7.4 | 2.5 | 1.9 |

表1-2 感覚神経伝導検査

|  | 右正中神経 | 左正中神経 | 右尺骨神経 | 左尺骨神経 | 右腓腹神経 | 左腓腹神経 |
|---|---|---|---|---|---|---|
| SCV (m/s) | 25.3 | 25.3 | NR. | NR. | NR. | NR |
| SNAP (μV) | 4.2 | 3.4 | NR. | NR. | NR. | NR |

DL：遠位潜時, MCV：運動神経伝導速度, CMAP：複合筋活動電位, SCV：感覚神経伝導速度, SNAP：感覚神経活動電位, NR：無反応

A. 末梢神経疾患

**Q1** 本例の末梢神経伝導検査の解釈について正しいのはどれか.
　　　a. 軸索型の多発末梢神経障害である.
　　　b. 脱髄型の多発末梢神経障害である.
　　　c. 軸索型の多発単末梢神経障害である.
　　　d. 脱髄型の多発単末梢神経障害である.
　　　e. 感覚神経のみ障害される感覚性末梢神経障害である.

　被験神経はすべての神経で運動神経伝導速度が低下しているため脱髄型の多発末梢神経障害である. 下肢の運動活動電位は軽度低下しているが脱髄が著明になると活動電位も軽度低下し, 本症例の場合, 伝導速度が著明に低下しているため脱髄型と考えられる. 多発単末梢神経障害は血管炎による末梢神経障害でみられやすい. 運動神経も感覚神経もどちらも障害されている.

【Q1】答　b

**Q2** 家族歴のある末梢神経障害から Charcot-Marie-Tooth 病（CMT）と考えられた. 本症例の CMT 分類はどれか.
　　　a. CMT1
　　　b. CMT2
　　　c. CMT3
　　　d. CMT4
　　　e. CMTX

**Q3** 本疾患の原因遺伝子として最も多いのはどれか.
　　　a. *GDAP1*
　　　b. *GJB1*
　　　c. *MFN2*
　　　d. *MPZ*
　　　e. *PMP22*

　常染色体優性遺伝の脱髄型は CMT1 に分類される. CMT2 は常染色体優性遺伝の軸索型で, 常染色体劣性遺伝のものは AR-CMT2 に分類される. CMT3 乳幼児期発症の重症型 CMT で, 「Dejerine-Sottas 病」の名称のほうがよく用いられる. CMT4 は常染色体劣性遺伝の脱髄型である. CMTX は X 染色体性遺伝のものである. さらに中間型 CMT では, 常染色体優性遺伝は CMT-DI, 劣性遺伝は CMT-RI に分類される.

　CMT1 のおよそ 70% が *PMP22* 重複による CMT1A である[1]. *GDAP1* は常染色体劣性遺伝の脱髄型 CMT（CMT4）の原因でもあり, 常染色体優性遺伝の中間型 CMT である CMT-DI の原因遺伝子でもある. *GDAP1* のように同じ遺伝子でも変異により表現系が異なることが CMT ではよくみられる. *GJB1* 遺伝子は CMTX の代表的な原因遺伝子である. *MFN2* は CMT2 の原因遺伝子として最も多い. *MPZ* は *PMP22* と同じく CMT1 の原因遺伝子（CMT1B）だが, 脱髄型 CMT のなかでは, CMT1A の次に CMT1B が多い.

【Q2】答　a　【Q3】答　e

# Chapter 2　診断トレーニング ～症例問題と実臨床での対応～

## 診　断

### Charcot-Marie-Tooth 病 1A 型（CMT1A）

　　Charcot-Marie-Tooth 病（CMT）は遺伝性ニューロパチーの代表的な疾患であり，遺伝性運動感覚性ニューロパチー（hereditary motor sensory neuropathy：HMSN）とも表現される．図2のように正中神経運動神経伝導速度や遺伝形式により診断・分類され，CMT 全体の約 50％および脱髄型 CMT の約 70％が PMP22 重複による CMT1A である[1]．PMP22 重複は FISH 法による検査が保険適用であり，外注委託で検査可能である．近年の遺伝子解析技術の進歩により原因遺伝子が次々と発見されている．臨床所見には個人差がみられるが，一般的な CMT 患者には遠位優位の筋萎縮がみられ，逆シャンペンボトル様筋萎縮が特徴的である．足には，凹足（Pes Cavus）や槌状趾（hammer toe）がみられる．感覚障害は軽度なことが多い．神経生検は必須ではないが，脱髄型 CMT で図3のようなたまねぎ形成（onion bulb formation），軸索型でミエリン球および図4のような軸索再生像（cluster 形成）がみられる．

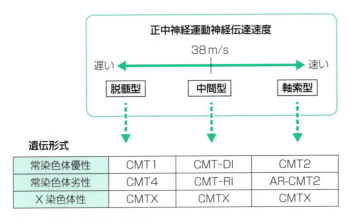

図2　CMT の診断・分類

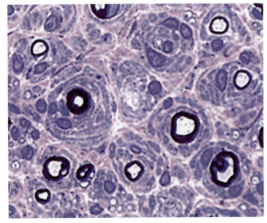

図3　onion bulb formation

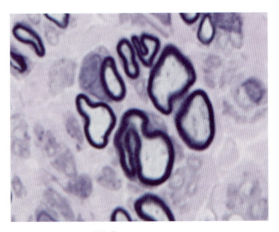

図4　cluster 形成

A. 末梢神経疾患

治療薬はなく，感覚障害に対する対症療法としてプレガバリン，リハビリテーションや装具などの理学療法，手足の変形に対する手術療法などが治療の主体となる[2].

## 文献
1) Boerkoel CF et al：Charcot-Marie-Tooth disease and related neuropathies：mutation distribution and genotype-phenotype correlation. Ann Neurol **51**：190-201, 2002
2) 中川正法ほか：シャルコー・マリー・トゥース病診療マニュアル，CMT診療マニュアル編集委員会（編），金芳堂，京都，p.1-181，2015

Chapter 2  診断トレーニング ～症例問題と実臨床での対応～

# Case 10

### Profile

- 18歳，女性
- 6歳のとき，右手でものが握れなくなることがあったが，数週間で回復した．15歳のとき，電車で寝込んだあと左手が下垂して持ち上がらなくなった．この麻痺は，1年間かけて徐々に回復した．17歳のとき，起床時に左手の下垂が出現したが，1ヵ月で改善した．18歳時，再び起床時に右手の下垂が出現したため，受診した．
- 神経所見では，筋萎縮は認めないが，右手に下垂手・下垂指を認めた．三角筋，上腕二頭筋，上腕三頭筋，手根屈筋の筋力は左右とも徒手筋力テストで5/5．手根伸筋，固有示指伸筋，総指伸筋の徒手筋力テストでは，右では5/5だが，左で2/5．感覚系は，左手甲の母指内側に痛覚低下を認めた．腱反射は全体的にやや減弱．Babinski徴候は両側陰性．
- 表1に本症例の神経伝導検査の結果を示す．

#### 表1-1　運動神経伝導検査

|  | distal latency (ms) | amplitude, distal (mV) | amplitude, proximal (mV) | MCV, distal (m/s) | MCV, proximal (m/s) |
|---|---|---|---|---|---|
| Rt. median nerve | 4.2 | 9.4 | 8.4 | 50.9 [#1] | 71.9 [#2] |
| Rt. ulnar nerve | 2.9 | 7.8 | 8.3 | 56.0 [#3] | 31.3 [#4] |
| Rt. radial nerve | 2.0 | 2.5 | 1.0 | 55.0 [#5] | 62.5 [#6] |
| Lt. radial nerve | 2.3 | 2.9 | 2.1 | 56.1 [#5] | 60.1 [#6] |
| Rt. tibial nerve | 4.6 | 7.6 | 6.3 | 44.1 | — |
| Rt. peroneal nerve | 7.6 | 0.2 | 0.1 | 38.2 |  |

[#1] 手関節−肘関節，[#2] 肘関節−腋窩部，[#3] 手関節−肘関節遠位部，[#4] 肘関節遠位部−肘関節近位部，[#5] 手関節−肘関節，[#6] 肘関節−腋窩部

#### 表1-2　感覚神経伝導検査

|  | amplitude (μV) | SCV (m/s) |
|---|---|---|
| Rt. median nerve | 20.0 | 52.3 |
| Rt. ulnar nerve | 9.1 | 48.0 |
| Rt. radial nerve | 12.8 | 39.5 |
| Rt. sural nerve | 6.8 | 31.7 |

A. 末梢神経疾患

**Q1** 本例の末梢神経伝導検査の解釈について誤っているのはどれか.
- a. 右橈骨神経の運動神経伝導速度は正常である
- b. 右橈骨神経の遠位部の複合筋活動電位振幅は正常である
- c. 右橈骨神経で伝導ブロックを認める
- d. 下肢の感覚神経伝導速度が低下している
- e. 生理的絞扼部位での神経伝導が遅延している

　橈骨神経伝導検査では，両側とも記録されている神経伝導速度は 50 m/s と基準値範囲内である．一方で遠位部の複合筋活動電位は右 2.5mV，左 2.9mV と両側とも低下しており，二次性の軸索変性の合併が示唆される．一方，右橈骨神経の近位部刺激での複合筋活動電位振幅は 1.0mV と低下していることから，肘関節−腋窩部間における伝導ブロックが示唆される．

　感覚神経活動電位振幅は，正中神経・尺骨神経で軽度低下している．感覚神経伝導速度は，下肢で 40m/s 未満と軽度低下している．

　生理的絞扼部位の伝導障害の有無は，正中神経の遠位運動潜時・尺骨神経の肘関節遠位部−近位部間伝導速度・腓骨神経伝導速度などで評価できる．本症例では，いずれの部位でも遅延しており，生理的絞扼部位における潜在性伝導遅延があると判断できる．

　病歴からは，繰り返す多発性単ニューロパチーが示唆され，血管炎性ニューロパチーとの鑑別が必要である．本症例では，①軽度の脱髄を示唆する所見を認めること，②症状の出ていない下肢にも脱髄所見が広がりを見せていることから，ポリニューロパチーの要素があること，③生理的絞扼部位に脱髄所見が好発していること，などの所見があり，基本的に軸索障害が主体の血管炎性ニューロパチーの神経伝導検査所見とは異なる.

【Q1】答　b

**Q2** 病歴と神経伝導検査の結果からある疾患を疑い，追加で病歴を取ることにした．疾患の診断に寄与できるのは，下記のどの情報か.
- a. 既往歴
- b. 内服薬
- c. アレルギー歴・アレルギー疾患の有無
- d. 生活歴・嗜好歴
- e. 家族歴

　絞扼性神経障害を繰り返す遺伝性末梢神経障害である hereditary neuropathy with liability to pressure palsy（HNPP）は，常染色体顕性遺伝形式であり，両親や兄弟姉妹に類似症状があるかどうか，十分注意して聞く必要がある．軽症例では，罹患者自身しか認知していないこともあり，聞き方には工夫が必要である.

　本症例では，患者と同席していた母親に聞いた際は「似たような症状は家族にはない」との返答であった．次回受診時にあらためて父親に来てもらうようお願いし，来院した父親本人に「どちらかの手か足に一時的な脱力やしびれが生じて，そのうちに自然に治ってしまったなんてことはこれまでありませんか？」と問診したところ，「若いとき，右足が垂れるようになり，歩きにくかったことが一度ありました．」という病歴を聴取できた．このイベントが

## Chapter 2 診断トレーニング 〜症例問題と実臨床での対応〜

腓骨神経麻痺であったとすると，同神経は絞扼性神経障害が生じやすいことから，類似疾患の家族歴があると判断できる．軽症者の家族歴は，本人自身から直接聞き出さないと明らかにならないこともあり，注意が必要である．

【Q2】答　e

**Q3** 患者の遺伝子検査の結果を図1に示す．正しい組み合わせを選べ．

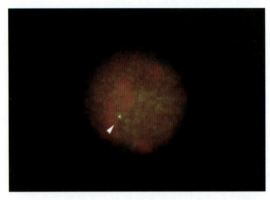

図1　遺伝子検査の結果

a. MPZ（P0）　—　点変異
b. MPZ（P0）　—　転座
c. PMP22　　—　重複
d. PMP22　　—　欠失
e. GJB1　　　—　点変異

　FISH（fluorescence in situ hybridization）での結果が示されている．矢印で示されている蛍光色素はひとつであり，17p11.2の欠失ありと確認できる．健常者では蛍光色素（17p11.2）は2つであり，また本疾患と対立遺伝性疾患であるCharcot-Marie-Tooth病type 1A（CMT1A）の場合，3つ認められる（重複）．17p11.2上に存在する遺伝子 *PMP22* の容量効果（gene dosage effect）により，重複の場合は，遠位部優位の筋萎縮・筋力低下を伴う感覚運動ニューロパチーであるCMT1Aの表現型を取り，欠失の場合は，より軽症表現型であるHNPPの表現型を取る．すなわち，CMP1AとHNPPとは，お互いに対立形質の関係にある．

【Q3】答　d

### 診　断

遺伝性圧脆弱性ニューロパチー

　遺伝性圧脆弱性ニューロパチー（HNPP）は，繰り返す発作性の脱髄性ニューロパチーを呈する末梢神経疾患で，PMP22の欠失や点変異により生じる常染色体顕性の遺伝性疾患である．HNPPの臨床的特徴は，圧迫によって障害を受けやすい解剖学的部位で絞扼性神経障害を繰り返し生じることである．初回の麻痺発作は10歳代に生じることが多い．ほとんどの場合，麻痺は，発症から数ヵ月以内に回復することが多い．障害を受けやすい神経は，橈骨神経・尺骨神

経・正中神経・腋窩神経・腕神経叢・腓骨神経などだが，脳神経麻痺や感音性難聴を生じることもある．

神経伝導検査では，典型的には脱髄性ニューロパチーの所見を呈し，潜在性手根管症候群などを認めることも多い．本症例でも，肘部管を挟む尺骨神経領域や，腓骨頭を挟む腓骨神経領域での伝導速度が低下しており，絞扼部位での潜在性の脱髄所見がみられている．

HNPP の約 80％では，第 17 番染色体の 17p11.2 領域の 1.5Mb の欠失を認め，PMP22 の遺伝子発現量が低下している．残りの約 20％の症例では，PMP22 の点変異や小欠失により生じる．PMP22 は，4 回膜貫通型の膜蛋白で，Schwann 細胞の髄鞘蛋白を構成する重要な蛋白のひとつである．

HNPP で麻痺が生じたときは，一般的に保存的治療を行う．したがって，絞扼性神経障害の発症予防が重要であり，学校生活や日常生活において，物理的圧迫や外傷を避ける生活上の注意や工夫が重要になる．

Chapter 2 診断トレーニング ～症例問題と実臨床での対応～

# Case 11

> ### Profile
>
> - 60歳，男性
> - 56歳ころから徐々に両足先のしびれと痛みを自覚するようになり症状は徐々に増悪した．59歳ころから両下肢の筋力の低下が出現し，下痢と便秘を繰り返すようになった．整形外科で腰椎症と診断され治療を受けていたが症状は改善せず，最近になり立ちくらみを自覚するようになったため受診した．既往歴では，5年前から健康診断で耐糖能異常を指摘されている．飲酒はビール500 mL/日，喫煙なし．家族歴では血族結婚はなし．父は70歳で肺癌で死亡．母は，75歳で心不全で死亡．70歳ころから足のしびれを訴えていた．同胞は妹が一人いるが，特記すべき疾患はない．
> - 神経所見では，両下肢遠位で軽度の筋萎縮と筋力低下，両膝より遠位の温痛覚および触覚の低下を認めた．下肢腱反射は消失し，起立試験（シェロング起立試験）が陽性であった．末梢神経伝導検査は表1のとおりである．

### 表1-1 運動神経伝導検査

|  | Distal latency (ms) | Amplitude (mV) | MCV (m/s) |
|---|---|---|---|
| Lt. median nerve | 3.8 | 5.2 | 50 |
| Lt. ulnar nerve | 3.1 | 6.1 | 51 |
| Lt. tibial nerve | 4.1 | 0.9 | 47 |

### 表1-2 感覚神経伝導検査

|  | Distal latency (ms) | Amplitude ($\mu$V) | SCV (m/s) |
|---|---|---|---|
| Lt. median nerve | 3.3 | 6.8 | 50 |
| Lt. ulnar nerve | 3.4 | 7.0 | 49 |
| Lt. sural nerve | NR | NR | NR |

NR：無反応

**Q1** 本例の末梢神経伝導検査の解釈について正しいのはどれか．2つ選べ．

- a. 脱髄を示唆する検査結果である
- b. 軸索障害を示唆する検査結果である
- c. 運動神経では遠位潜時の延長がみられる
- d. 運動神経では伝導速度の低下がみられる
- e. 運動神経では下肢で振幅の低下がみられる

A. 末梢神経疾患

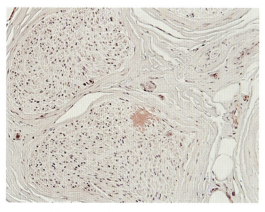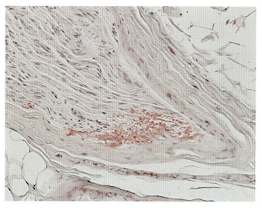

図1 腓腹神経生検のコンゴーレッド染色

運動神経伝導検査では，遠位潜時と伝導速度はいずれも正常である．一方，下肢の振幅は著明に低下しており，臨床的な両下肢の筋萎縮と筋力低下を反映した所見と考えられる．感覚神経伝導検査では，下肢で導出不能となっており，明らかな異常である．運動神経，感覚神経伝導速度は保たれているが，振幅低下が目立ち，軸索障害性の末梢神経疾患が疑われる．
　本症例の腓腹神経生検のコンゴーレッド染色を示す（図1）．

【Q1】答　b, e

**Q2** 本患者の疾患の原因について正しい記載はどれか．
a．X連鎖性遺伝の疾患である
b．常染色体優性遺伝の疾患である
c．生活習慣が関与する疾患である
d．液性免疫が関与する疾患である
e．細胞性免疫が関与する疾患である

　腓腹神経生検組織のコンゴーレッド染色で赤色に染まる細胞外沈着物（アミロイド）を認めることから，家族性アミロイドポリニューロパチーと考えられる．本症はトランスサイレチン（TTR）遺伝子変異を原因とする常染色体優性遺伝の疾患である．集積地の患者は若年発症で濃厚な家族歴を有するが，非集積地の患者の多くは50歳以降の高齢発症で，明かな家族歴を認めない場合も少なくない．本症は心筋症の合併も多く，本例では母親も家族性アミロイドポリニューロパチーを発症していた可能性が高い．本例では*TTR*遺伝子にV30M（p.V50M）変異を認めた．

【Q2】答　b

## Chapter 2　診断トレーニング ～症例問題と実臨床での対応～

**Q3** 本疾患に対して有効な治療はどれか．2つ選べ．
- a. 肝移植
- b. プレドニゾン
- c. タファミジス
- d. 酵素補充療法
- e. 免疫グロブリン大量静注療法

　本症は，自然経過では発症から10年～15年で死亡する予後不良であるが，肝移植やTTR四量体安定化薬（タファミジス）により長期生存が可能となっている．さらに，TTR mRNAを標的としたsiRNA製剤であるパティシランの有効性も証明され，2019年中には日本で認可される予定である．酵素補充療法はFabry病，Gaucher病，Pompe病などのライソゾーム病に対して有効である．

【Q3】答　a，c

### 診　断

### 家族性アミロイドポリニューロパチー（遺伝性ATTRアミロイドーシス）

　家族性アミロイドポリニューロパチーは，日本では長野県と熊本県に患者の集積地が存在することが知られていたが，最近では非集積地からの報告が多く，比較的頻度の高い成人発症の遺伝性ニューロパチーであることが明らかになっている[1]．集積地の症例は濃厚な家族歴を有し，small fiber neuropathyの病像を呈する（温痛覚が選択的に障害される解離性感覚障害，高度の自律神経障害）．一方，非集積地の症例は小径・大径線維が同程度に障害され，際だった特徴がないニューロパチーの病状を呈する．また，明かな家族歴がない場合も少なくなく，亜急性～慢性に進行する成人発症の軸索障害型ニューロパチーでは本症を常に鑑別に上げる必要がある．

　診断は，生検組織の検索によるアミロイド沈着の証明と，TTR遺伝子変異の確認による．生検部位は，侵襲性が低く陽性率が高い上部消化管や腹壁脂肪が推奨される．これまでに130種類以上の病原性変異が知られているが，V30M（p.V50M）の頻度が高く約70％の患者が本変異を有している．本症の診断のための遺伝学的検査（TTR遺伝子検査）は保険収載されている．本症に対しては，肝移植[2]，TTR四量体安定化薬（タファミジス）[3]，遺伝子治療薬（パティシラン）[4]による疾患修飾療法が可能であり，早期診断が重要である．

### 文献
1) Sekijima Y：Transthyretin (ATTR) amyloidosis：clinical spectrum, molecular pathogenesis and disease-modifying treatments. J Neurol Neurosurg Psychiatry **86**：1036-1043, 2015
2) Holmgren G et al：Clinical improvement and amyloid regression after liver-transplantation in hereditary transthyretin amyloidosis. Lancet **341**：1113-1116, 1993
3) Coelho T et al：Tafamidis for transthyretin familial amyloid polyneuropathy：a randomized, controlled trial. Neurology **79**：785-792, 2012
4) Adams D et al：Patisiran, an RNAi Therapeutic, for Hereditary Transthyretin Amyloidosis. N Engl J Med **379**：11-21, 2018

A. 末梢神経疾患

# Case 12

### Profile

● 65 歳, 男性

● 特記すべき既往歴のない事務職男性. 60 歳時の健康診断で糖尿病が判明するも, その後未治療のまま放置. 65 歳時に上気道炎のため近医を受診したところ HbA1c 値 12.8％を指摘され, 糖尿病専門施設での血糖コントロールを勧められて内分泌内科に入院. 特段の神経学的自覚症状はなかったものの, アキレス腱反射消失と振動覚低下を認め, 「糖尿病性神経障害を考える会」の糖尿病性神経障害簡易診断基準 [1] を満たしたことから, 臨床的レベルの糖尿病性神経障害と診断され, 詳細な神経学的評価と神経伝導検査を目的として脳神経内科に頼診となった.

● 診察では, 上半身には異常がなかったが, 両側下肢でアキレス反射の消失と母趾・内踝部振動覚低下（128 Hz アルミ音叉で振動感知時間 6 秒）あり. 踵歩行（つま先上げ歩行）は可能であったが, 母趾背屈力には検者の指抵抗を凌駕できない程度の筋力低下を認め, 短趾伸筋は萎縮していた. 母趾位置覚は保持されていたが, 痛覚は踝レベルより遠位で低下し, 足皮膚は高度に乾燥して踵部皮膚は角化, 爪は著しく変形していた.

**Q1** 足皮膚の乾燥や角化, 爪変形は何を意味するのか.

    a. 感覚神経障害
    b. 運動神経障害
    c. 自律神経障害
    d. 大血管障害
    e. 診断的意味はない

    足皮膚の乾燥・角化や爪変化などは, 最遠位自律神経機能障害による発汗低下を基盤に発現し, 短指伸筋萎縮とならぶ糖尿病性末梢神経障害の最早期徴候である. 一方, アキレス腱反射消失や母趾・足関節の背屈力低下は神経変性が足首部より近位にまで及んだことを示す. 感覚検査は患者の返答に依存するため軽度感覚低下の評価には困難を伴う. それに対し, 視診や触診で得られる自律・運動神経所見は, 客観性の点から有用である. 高度進行例では無痛性皮膚潰瘍や踵歩行困難（足関節背屈力低下）が加わる.

    図 1 は下腿中央部刺激・外踝部導出（伝導距離 14 cm）による腓腹神経の逆行性感覚神経電位（SNAP）, および足首刺激・膝窩部刺激による複合筋電位（CMAP）である. 楕円で囲んだ AMP は SNAP 振幅（$\mu$V）と CMAP（mV）, 下線は SCV と MCV である.

【Q1】答　c

121

## Chapter 2 診断トレーニング ～症例問題と実臨床での対応～

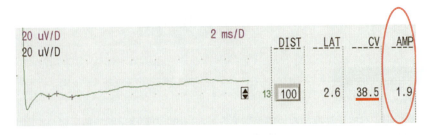

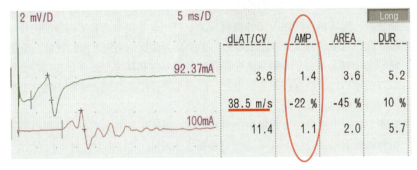

図1　上段：腓腹神経 SNAP，下段：脛骨神経 CMAP

**Q2** 図1に示した伝導検査記録の解釈として重症度を最もよく示す所見はどれか．
　a．SCV が 39m/s であること
　b．MCV が 39m/s であること
　c．脛骨神経 CMAP 振幅が 1.4mV であること
　d．膝窩部刺激 CMAP が多相性であること
　e．F 波記録が提示されておらず，重症度の判定はできない

**Q3** 糖尿病患者の伝導検査で最も頻度の高い異常はどれか．
　a．SCV 低下
　b．MCV 低下
　c．F 波潜時延長
　d．遠位潜時延長
　e．SNAP 振幅低下

　糖尿病性神経障害の病理学的本態は遠位性軸索変性で，F 波遅延や伝導速度低下は神経変性度を直接示すものではない．軸索変性による神経線維密度低下は感覚神経では SNAP，運動神経では CMAP の振幅低下として現れる．
　糖尿病性神経障害では F 波潜時の異常率が最も高く，下肢神経の速度低下がそれに次ぐ．軽度の伝導遅延を捉えるためには長い距離での測定が有効であるからである．
　神経線維の病理学的観察法として，侵襲性の低い皮膚生検による表皮内神経線維 intra-epidermal nerve fiber（IENF）の検討が世界的潮流になっている．図2に健常人と糖尿病性神経障

A. 末梢神経疾患

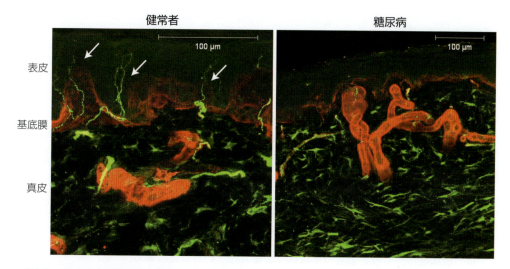

**図2 表皮内神経線維の解析**
直径3mmデルマパンチで外踝10cm直上から皮膚を採取し，Zamboni液で固定後，抗Protein gene product (PGP) 9.5抗体および抗Ⅳ型コラーゲン抗体で標識．
健常人（左）ではPGP9.5陽性（薄緑色）の表皮内神経線維（矢印）が橙色の基底膜を多数貫通している所見がみられるが，糖尿病性ニューロパチー患者（右）では表皮内神経線維がまったく消失している．

害患者での所見を並べて示す．健常成人標本（左）で，基底膜（表皮と真皮の境界）を貫通したIENFを（↓）で示す．脛骨CMAPが2mV以下となった糖尿病患者の標本（右）では，IENFが完全に消失している．

【Q2】答 c 【Q3】答 c

**Q4** IENFの説明で間違いはどれか．
a. IENFは無髄神経である
b. 密度低下は痛覚閾値の上昇につながる
c. 電気生理的重症度が高いほど低下度が高い
d. SNAP振幅正常例でも密度低下がしばしばみられる
e. IENF密度は疼痛が強いほど高度に低下する

IENFは無髄感覚線維の末端部で，その密度低下度は痛覚機能低下と並行する．しかし，陽性症状である自発的しびれや痛みの強さとは必ずしも関係しない．

【Q4】答 e

# Chapter 2　診断トレーニング ～症例問題と実臨床での対応～

## 診　断

### 無痛性糖尿病性神経障害

　糖尿病は日本だけでも 1,000 万人以上が罹患しているいわば現代の国民病である．糖尿病性神経障害は糖尿病の三大合併症のなかで最早期に発症する必発の合併症で，日本では「腱反射低下消失」「振動覚低下」「足部のしびれや疼痛」の 3 項目中 2 項目以上を満足すれば臨床的レベルの「糖尿病性障害あり」とする簡易診断基準[1]が広く用いられている．疫学調査によれば糖尿病患者の 30〜40％が「神経障害あり」とされ[2]，日本における患者数は 3 百万〜4 百万人と見積もられる．初期症状は軽い針刺し感ないしチクチク感 pins-and-needle/tingling sensation で，軽微な疼痛とみなされることから，それら感覚症状を呈する症例は「有痛性神経障害 painful neuropathy」と呼ばれる．一方，無症状の場合には「無痛性神経障害」とされる．特記すべきは，糖尿病性神経障害患者の半数以上が後者だということにある．

　糖尿病性神経障害の病理学的本態は遠位性軸索変性である．そのため，早期障害徴候は足部から始まり，進行期にみられる無痛性皮膚潰瘍や Charcot 関節などの破壊病変も足部に顕著である（糖尿病性足病変）．糖尿病患者の末梢神経系自覚症状が感覚系主体であることから，糖尿病性神経障害は感覚ニューロパチーであると記載されることもあるが，発汗低下による足皮膚乾燥が最早期臨床徴候であること，F 波潜時延長が SCV や SNAP 変化に先んじる電気生理所見であることなどから，実際には早期から末梢神経線維全種が障害される病態とみるべきである．

　無痛性糖尿病性神経障害における神経機能低下は潜行性進行を特徴とする．有痛性の場合には，医師も患者本人も「神経障害がある／進んでいる」と気づきやすいが，無痛性障害は患者が無自覚のうちに進行し，足部表在覚低下や起立性低血圧などの機能低下徴候が現れた時には，生命維持機能が危機にさらされるという事態になる．無痛性皮膚潰瘍から下肢切断にいたった患者の 3 年生存率は 50％に達し，突然死や脳・心血管障害の危険が飛躍的に増すからである[3,4]．したがって，糖尿病患者では神経障害の重症度診断が極めて重要である．

　神経障害の有無判定手段としては神経伝導検査が従来から重視されてきたが，重症度判定には下肢での検査が特に重要である．著者らが最近導入した重症度判定アルゴリズム（図 3）の作

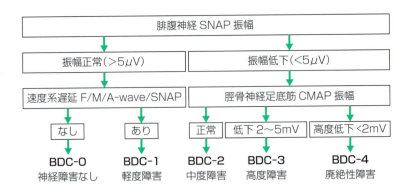

**図 3　神経伝導検査による糖尿病性神経伝導検査の重症度診断アルゴリズム**
BDC は馬場分類 Baba's diabetic neuropathy classification（BDC）の略称．
（馬場正之：臨床神経生理学 41：143-150, 2013[5] を参考に作成）

A．末梢神経疾患

成経緯[5]と5年間前向き研究の結果[4]）をまとめると，腓腹神経 SNAP と脛骨 CMAP が共に低下した重度障害・廃絶レベル神経障害では，足潰瘍形成のリスク増加に加えて急性心・脳血管障害の発症リスクが著しく増し，突然死も集中的に生じる．つまり，F 波潜時延長ないし MCV・SCV 低下のみの患者では，軽症神経障害として血糖コントロールや脂質正常化中心の治療方針でよいが，SNAP と CMAP 低下患者では高血糖・脂質異常の治療に加えて足チェックの励行，禁煙と血圧管理の徹底が望まれ，胸部や言語あるいは顔面・四肢に運動異常を感じた場合には即座に大病院の救急を受診するように日ごろから指導すべきである．

　なお，腓腹 SNAP が正常振幅にもかかわらず脛骨 CMAP 振幅が低下している場合には，運動神経優位疾患の可能性が高いので，脱髄性ニューロパチーや運動ニューロン病，腰仙椎神経根症を含む別疾患を念頭に置いた検査を進めるべきである．

## 文献

1) 糖尿病性神経障害を考える会：糖尿病性多発神経障害の簡易診断基準．末梢神経 **11**：150, 2000
2) 佐藤　譲ほか：糖尿病性神経障害の発症頻度と臨床診断におけるアキレス腱反射の意義．糖尿病 **50**：799-806, 2007
3) 馬場正之：糖尿病性神経障害伴う突然死．臨床神経生理学 44：497-501, 2016
4) 馬場正之ほか：神経伝導検査による 2 型糖尿病神経障害の重症度分類．重症度別にみた足病変，大血管障害および突然死の発生に関する 5 年間の前向き研究．臨床神経生理学 46：71-77, 2018
5) 馬場正之：神経伝導検査による糖尿病性神経障害の重症度診断．臨床神経生理学 **41**：143-150, 2013

Chapter 2 診断トレーニング ～症例問題と実臨床での対応～

# Case 13

## Profile

● 46歳　男性

● 10日前に両下肢の脱力感を自覚し，まもなく両足先のしびれが出現した．下肢の脱力感は急速に進行してしびれの範囲も広がり，自力で歩くことができなくなったため受診して入院となった．3年前に胃癌の治療目的で胃全摘を施行されているが，術後の経過は良好であった．食生活には気を使っており，ビタミン $B_{12}$ は筋注で補充されていた．家族歴に特記すべきものはない．

● 神経所見では，四肢遠位部優位の筋力低下と，下肢遠部優位の表在感覚・深部感覚同程度の感覚低下を認めた．深部腱反射は上肢で両側低下，下肢は両側消失しており，Babinski徴候は両側陰性であった．入院後の末梢神経伝導検査は表1のとおりである．

表 1-1　運動神経伝導検査

|  | Distal latency (ms) | Amplitude (mV) | MCV (m/s) |
|---|---|---|---|
| Rt. Median nerve | 3.9 | 6.7 | 55 |
| Rt. Tibial nerve | 4.8 | 2.2 | 45 |

表 1-2　感覚神経伝導検査

|  | Amplitude ($\mu$V) | SCV (m/s) |
|---|---|---|
| Rt. Median nerve | 10.4 | 50 |
| Rt. Sural nerve | NR | NR |

NR：無反応

**Q1** 本例の末梢神経伝導検査の解釈として正しいのはどれか．

    a. 上肢優位の脱髄を示唆する所見を認める

    b. 下肢優位の脱髄を示唆する所見を認める

    c. 上下肢ともに脱髄を示唆する所見を認める

    d. 上肢優位の軸索障害を示唆する所見を認める

    e. 下肢優位の軸索障害を示唆する所見を認める

　運動神経伝導速度（MCV），遠位潜時（distal latency），感覚神経伝導速度（SCV）は上下肢，つまり正中神経（median nerve）と脛骨神経（tibial nerve）ともに明らかな異常を示していないことから，脱髄性の末梢神経障害は考えにくい．

　一方，脛骨神経の複合筋活動電位（運動神経伝導検査の amplitude）は低く，腓腹神経の感覚神経活動電位（感覚神経伝導検査の amplitude）は無反応（NR）となっており，軸索障害が示

A. 末梢神経疾患

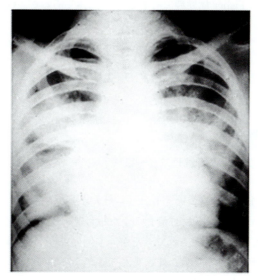

図1　入院 18 日目の胸部 X 線写真

唆される．上肢（正中神経）の複合筋活動電位と感覚神経活動電位は下肢（脛骨神経と腓腹神経）と比較して保たれており，下肢優位の軸索障害をきたしていることが示唆される．

［入院後の経過］

脳脊髄液検査を施行したが，蛋白・細胞数ともに正常範囲であった．筋力低下は入院後も進行して 3 日目には寝たきりの状態になった．10 日目には眼球運動障害と意識レベルの低下がみられ，18 日目には呼吸困難も出現した．18 日目の胸部 X 線写真は図1のとおりである．

【Q1】答　e

**Q2** 本例の血液検査でみられる可能性が最も高いのはどれか．

　　a．GM1 抗体陽性
　　b．GQ1b 抗体陽性
　　c．ビタミン $B_1$ 減少
　　d．アンモニア増加
　　e．ケトン体増加

　本例は急速に進行する末梢神経障害（ニューロパチー）である．症状は下肢優位・遠位部優位であり，いわゆる多発ニューロパチーの障害分布を呈している．急速に進行する点は Guillain-Barré 症候群を想起させるが，入院後に意識障害に加えて呼吸困難や胸部 X 線での心拡大と肺うっ血といった心障害を示唆する所見が出現している点が非典型的である．①下肢優位の軸索障害型ニューロパチー，②眼球運動障害を伴った意識障害，③心障害を合併する疾患としてはビタミン $B_1$ 欠乏症があり，本例は矛盾のない症候と検査所見を呈している．

　GM1 抗体は IgM 抗体が多巣性運動ニューロパチー，IgG 抗体が軸索障害型ないし純粋運動型の Guillain-Barré 症候群と関連している．

**Chapter 2** 診断トレーニング ～症例問題と実臨床での対応～

　GQ1 抗体は Fisher 症候群で有名な IgG 抗体であるが，Guillain-Barré 症候群や Bickerstaff 脳幹脳炎でもみられる．

　アンモニア増加は肝不全，ケトン体増加は糖尿病性ケトアシドーシスなどでみられるが，ニューロパチーとの直接的な関連はない．

【Q2】答　c

### 診　断

#### ビタミン B₁ 欠乏性（脚気）ニューロパチー

　ビタミン B₁ 欠乏は脚気，つまりニューロパチーと心障害の他に，Wernicke 脳症が生じることが知られている．古典的には偏食，すなわち炭水化物が多くビタミン B₁ 含有量の少ない食事の摂取によって発症するとされてきたが，本例のような胃切除の既往のある患者や，アルコール依存症，神経性食欲不振症，妊娠悪阻，ビタミン B₁ を含まない中心静脈栄養を投与された患者においても発症しうることが知られている[1~3]．胃切除との関連ではビタミン B₁₂ 欠乏が有名であるが，術後の経過が良好で，明らかな消化管症状を認めない場合でもビタミン B₁ 欠乏が生じることを念頭に置く必要がある[1]．

　下肢優位の多発ニューロパチーを呈することが特徴であるが[1]，Guillain-Barré 症候群を想起させるような急速に進行する筋力低下を主徴とする場合もあり注意を要する[4]．ニューロパチーの症状以外に，筋痛を訴えることもあるほか，Wernicke 脳症や心障害による症状がみられる場合もある[1~3]．これらは必ずしも合併するわけではなく，中枢神経や心臓の症状が前景に出る場合もあれば，ニューロパチーのみを呈する場合もある．

　ビタミン B₁ 欠乏の診断には，胃切除などの既往や生活歴などを含めた，発症にいたる背景や経過についての問診が重要である．日常診療の場では，全血を試料としたビタミン B₁ 値がHPLC 法で測定可能であるが，ビタミン B₁ 欠乏に対する感受性は患者によって異なり，同じ値でも欠乏症状を呈する場合もあれば，そうでない場合もある．末梢神経伝導検査では下肢優位の軸索障害型ニューロパチーの所見を呈する[1~3]．すなわち運動神経および感覚神経の伝導速度と遠位潜時は正常範囲で，複合筋活動電位と感覚神経活動電位が下肢優位に低下または誘発不能となる．以上のことを踏まえて，ビタミン B₁ 欠乏性ニューロパチーの診断にあたっては，病歴，臨床症候，血液検査所見，電気生理学的所見，ビタミン B₁ 補充後の経過などを併せて総合的に判断する必要がある．

　血中ビタミン B₁ 値の測定結果が出るまでには時間を要するため，患者背景や症状からビタミン B₁ 欠乏が疑われる患者では，検体の採取後，速やかにビタミン B₁ を投与する．ビタミン B₁₂ とは異なり胃切除歴のある症例でも経口投与で血中ビタミン B₁ 濃度の上昇がみられるが[1]，急速に進行している場合や心不全・Wernicke 脳症を合併している場合は急性期に静脈内投与を行うのが望ましい．ビタミン欠乏症においては，複数のビタミンの欠乏がみられる場合もあり[5]，ビタミン B₁ 以外のビタミンに関しても可能な限り測定し，補充も個々の症例に応じて行う．栄養指導による食生活の改善や，アルコール依存症患者では断酒も重要である．また，ビタミン剤投与と並行してリハビリテーションも行う価値がある．

## 文献

1) Koike H et al：Postgastrectomy polyneuropathy with thiamine deficiency. J Neurol Neurosurg Psychiatry **71**：357-362, 2001
2) Koike H et al：Alcoholic neuropathy is clinicopahthologically distinct form thiamine-deficiency neuropathy. Ann Neurol **54**：19-29, 2003
3) Koike H et al：Postgastrectomy polyneuropathy with thiamine deficiency is identical to beriberi neuropathy. Nutrition **20**：961-966, 2004
4) Koike H et al：Rapidly developing weakness mimicking Guillain-Barré syndrome in beriberi neuropathy：Two case reports. Nutrition **24**：776-780, 2008
5) Koike H et al：Clinicopathologic features of folate-deficiency neuropathy. Neurology **84**：1026-1033, 2015

Chapter 2 診断トレーニング ～症例問題と実臨床での対応～

# Case 14

> ### Profile
> - 52歳，女性
> - 4ヵ月ほど前から，特に誘引なく右の示指と中指からしびれが始まり，だんだん右手全体が痛くなった．最近は肩や頸まで痛くなってきたため整形外科を受診し，頸椎MRIでは異常がないとされ，ビタミン剤や鎮痛薬の内服が試みられたが改善せず．手根管症候群や頸椎症などの鑑別のためとのことで脳神経内科を紹介受診した．一般内科的には特に異常は指摘されていない．既往歴や家族歴にも特記すべきものはない．
> - 神経所見では，右示指から環指の橈側までにわたり痛覚鈍麻を認めたが，明らかな筋力低下や筋萎縮はみられなかった．腱反射に左右差はなく，左上肢や両下肢では特に異常はみられなかった．

**Q1** しびれ・痛みについて，頸椎症より手根管症候群を特に示唆する病歴はどれか．3つ選べ．

    a. 夜間痛みで目が醒める
    b. 手を振ると改善
    c. 手を使う動作で悪化
    d. 上を向くと悪化
    e. 肩甲間痛

**Q2** 本例で手根管症候群を頸椎症から鑑別するうえで，筋力低下がないことを特に確認すべきなのはどれか．

    a. 僧帽筋
    b. 上腕二頭筋
    c. 上腕三頭筋
    d. 第1背側骨間筋
    e. 短母指外転筋

　手の一部のしびれをきたす疾患として頻度も多く，手根管症候群と鑑別を要する疾患の代表が頸椎症である[1]．

　手根管症候群では，痛み・しびれにより夜間に中途覚醒がみられるのが特徴的である．また起床時に増悪するのも，手根管症候群でしばしばみられる病歴である．ただし，頸椎症も就寝中の体位により症状が増悪する場合がある．

　しびれを和らげるために手を振るのは flick sign といい，手根管症候群に特徴的である．また，自動車・自転車の運転，本・新聞・携帯電話などの把持，その他裁縫や包丁の使用など，手を使う動作で増悪するという訴えも多い．しびれの増悪が手関節掌屈で生じる Phalen 徴候，背屈で生じる逆 Phalen 徴候も手根管症候群の重要な診察所見で，これに類する肢位での

**130**

A．末梢神経疾患

増悪が日常生活で観察されやすい．

　頸の後屈によるしびれの増悪を確認するのが Jackson 試験であり，同じく患側への側後屈を行う Spurling 試験とともに，陽性は頸椎症を示唆する．頸椎症では手のしびれに頸部や肩の痛みを伴うことが多く，さらに背部・肩甲間部に痛みを感じるのも特徴的である．ただし手根管症候群でも，手根管以遠だけでなく，前腕，肘，肩のしびれや痛みを訴えることが少なくない．

　本患者がしびれを訴えている示指と中指は，正中神経支配域であるとともに皮節としては第 7 頸髄にあたる．第 7 頸髄節の障害の際に筋力低下がみられやすいのは上腕三頭筋である．

　その他，僧帽筋は第 2〜4，上腕二頭筋は第 5，第 1 背側骨間筋は第 8 頸髄の支配が主である．短母指外転筋は，第 1 胸髄支配を主とする正中神経支配の筋であり，手根管症候群でしばしば筋力低下・筋萎縮がみられる[2]．

　母指から環指の橈側までが正中神経支配であるが，母指は第 6，示指・中指は第 7，環指（と小指）は第 8 頸髄支配が一般的である．このため手根管症候群と頸椎症では似通った部位の感覚障害があっても，障害がみられる筋はまったく異なるため，筋力の評価は重要である．ただし，軽症の場合はいずれも筋力低下がみられない場合もある．

　なお，第 1 胸髄の障害は頸椎症では比較的まれで，この場合は短母指外転筋の筋力低下がみられうるが，当然感覚障害の部位は異なり，前腕尺側が主となる．

　末梢神経伝導検査は表 1 のとおりである．

【Q1】答　a，b，c　【Q2】答　c

表 1-1　運動神経伝導検査

|  | Distal latency (ms) | Amplitude (mV) | MCV (m/s) |
| --- | --- | --- | --- |
| Rt. median nerve | 3.1 | 9.8 | 60.0 |
| Rt. ulnar nerve | 2.5 | 16.8 | 63.4 |
| Lt. median nerve | 2.8 | 12.1 | 61.2 |

表 1-2　感覚神経伝導検査

|  | Distal latency (ms) | Amplitude (mV) | MCV (m/s) |
| --- | --- | --- | --- |
| Rt. median nerve | 2.1 | 35.0 | 60.4 |
| Rt. ulnar nerve | 1.9 | 24.3 | 56.3 |
| Lt. median nerve | 2.0 | 36.8 | 62.0 |

**Q3** 本例の末梢神経伝導検査の解釈と今後の方針について正しいのはどれか．
　　a．正中神経の運動遠位潜時の遅延がみられる
　　b．手根管症候群は否定的である
　　c．頸椎症は否定的である
　　d．追加の末梢神経伝導検査を行うべきである
　　e．診断的治療として手根管開放術を行うべきである

## Chapter 2 診断トレーニング 〜症例問題と実臨床での対応〜

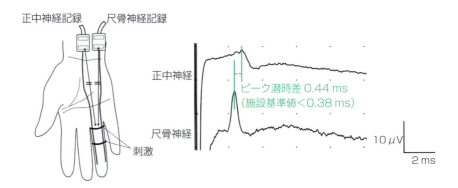

**図1　右環指比較法（順行法）**
正中神経記録の電位の1つめのピークは尺骨神経の活動電位が正中神経上の電極で記録されたもの（潜時が尺骨神経記録の活動電位と同じことからわかる）で，このように手根管症候群の感覚神経伝導検査で正中神経での記録が二峰性になることをフタコブラクダ徴候 bactrian sign と呼ぶ．

　正中神経の運動遠位潜時は，施設・手技により差はあるが4ms弱程度が正常上限なのが一般的で，手根管症候群でしばしば遅延するが，本例の結果は異常ではない．同じく感覚遠位潜時も正常であり，提示されている末梢神経伝導検査所見に異常はない．しかし，手根管症候群の診断における通常の運動・感覚神経伝導検査の感度は6割台に過ぎず[3]，診断にはより感度の高い比較法（環指比較法など）が極めて有用で[3]，本例でも伝導遅延が証明できた（図1）．提示していないが対側の環指比較法は正常で，これにより本例の右手のしびれの原因は手根管症候群であると診断した．
　頸椎症では，該当する髄節の筋力低下がある場合は，運動神経伝導検査で振幅が低下しうる．また，感覚神経伝導検査では異常がみられない（頸椎症での障害部が後根神経節より近位であるため，末梢の感覚神経がおかされない）ことも重要である．この末梢神経伝導検査の結果自体からは否定も肯定もできない．

【Q3】答　d．

### 診断

**手根管症候群**

　手根管は，手根骨と横手根靱帯からなるトンネルで，この部分を通過する正中神経の絞扼による障害が手根管症候群である．最も頻度の高い単ニューロパチーであり，中高年女性に多い．多くは特発性であるが，ガングリオンや骨折による二次性のものも存在する．手首に対する物理的負荷が誘引となり，利き手での発症が多いが，しばしば両側性となる．手を使う労働者では高頻度にみられるとされ，その他甲状腺疾患，アミロイドーシス，妊娠，関節リウマチ，先端巨大症などがリスク因子として知られている．糖尿病も明らかなリスク因子であるが，末梢神経伝導検査で手根管症候群に相当する異常所見があるもののしびれや麻痺などの症状がまったくない偽陽性（このため手根管「症候群」として対応すべきではない）例が多いことに注意が

A. 末梢神経疾患

必要である．圧迫麻痺性遺伝性ニューロパチーでもしばしば障害のひとつとなる．

　自覚的なしびれや痛みは，正中神経支配域（母指から中指と，環指の橈側）の一部からみられることが多いが，小指まで含めた手全体や，上肢の近位まで広がる訴えもときにみられ（proximal symptomと呼ばれる），これをもって手根管症候群を否定してはならない．一方で他覚的な感覚障害（感覚鈍麻や錯感覚）は基本的に正中神経支配域に限局し，環指で橈側のみ感覚障害がみられるring-finger splittingや，手根管より近位で正中神経から分岐する手掌枝の支配である母指球上に感覚障害がないことを確認することも重要で，触覚のみでなく痛覚も含めて診察するとよい．

　手根管症候群には確立された診断基準が存在せず，確定診断には末梢神経伝導検査が有用であるが，先述の糖尿病例や高齢者では偽陽性が少なくないため，注意が必要である[4]．ただし，いわゆる通常の運動・感覚神経伝導検査だけでは感度は不十分であり，比較法などの鋭敏な検査を適宜追加で実施すべきである．また，検査の偽陽性への対策として，健側との比較を必ず行うべきである．MRIや超音波検査も試みられており，特にガングリオンなどの占拠性病変による二次性の手根管症候群の診断に有用であるが，多くを占める特発性例の診断に関しては未だ研究段階である．

　治療は，手首の安静，スプリントの着用，ビタミン剤，鎮痛薬，ステロイド内服，ステロイド注入，横手根靱帯切開法などが行われ，最重症例では母指対立再建術も行われている．

**文献**
1) 園生雅弘：診断のコツ<頸椎>　手のしびれ　myelopathy/radiculopathyとneuropathy．Orthopaedics **29**：13-19, 2016
2) 園生雅弘：短母指外転筋．MMT・針筋電図ガイドブック，中外医学社，東京，p.110-113, 2018
3) 小林祥泰ほか：標準的神経治療　手根管症候群．神経治療学 **25**：65-84, 2008
4) 園生雅弘：手根管症候群診断基準の現状と展望．Annual Review 神経 2018，中外医学社，東京，p.263-269, 2018

Chapter 2 診断トレーニング ～症例問題と実臨床での対応～

# Case 15

## Profile

- 53歳，男性
- 4日前クーラーの設置準備で高いところのものを動かす作業を数時間行った．同夜より左肩腕の強い痛み．夜の方が痛く，眠れない．三角巾で吊るしたほうが楽だったが，体幹に上肢をつけて我慢するというのは明確でない．昨日朝より左手があがらないのに気づいた．
- 神経所見では，徒手筋力テスト（MMT）：三角筋5/0，棘下筋5/2＋，肩関節内旋5/5，前鋸筋5/5，上腕二頭筋5/5，腕橈骨筋5/5，上腕三頭筋5/5，円回内筋5/5，手関節屈伸・手指屈伸・固有手筋はすべて5/5．Spurling徴候で左後頸部から肩に痛みを生じる．上肢外転でも同様の痛みを生じる．左上腕近位外側（C5ないし腋窩神経領域）に痛覚過敏あり．

**Q1** 上記の筋力低下の分布から考えられる病変局在はどれか．

    a．C5神経根

    b．C6神経根

    c．上神経幹

    d．後神経束

    e．多発性単ニューロパチー

　C5支配筋は記載のあるうちでは，三角筋，棘下筋，上腕二頭筋，腕橈骨筋の4つだが，本例では前2者のみ高度に障害されて，後2者は完全に正常である．したがって，C5障害ではない．上神経幹はC5＋C6障害とほぼ同じであり，したがって，これでも説明できない．三角筋は後神経束由来の腋窩神経支配だが，もうひとつの後神経束由来の神経幹橈骨神経支配筋は障害なく，また上神経幹から直接分岐する肩甲上神経支配の棘下筋も障害されていることから後神経束障害でも説明できない．

　以上より，腋窩神経＋肩甲上神経の多発性単ニューロパチーが正解となる．

　初診日＝筋力低下出現の翌日（Day 2）に，三角筋記録，Erb点，腋窩刺激の腋窩神経の運動神経伝導検査（NCS）を施行した．Day 15，Day 354（約1年後）の検査結果と合わせて示す（図1）．

【Q1】答　e

**Q2** Day 2の検査結果から可能性として考えられるのはどれか．2つ選べ．

    a．神経根レベルでの軸索障害

    b．神経根レベルでの伝導ブロック

    c．Erb点–腋窩間の伝導ブロック

    d．腋窩付近～より遠位での軸索障害

    e．腋窩より遠位での伝導ブロック

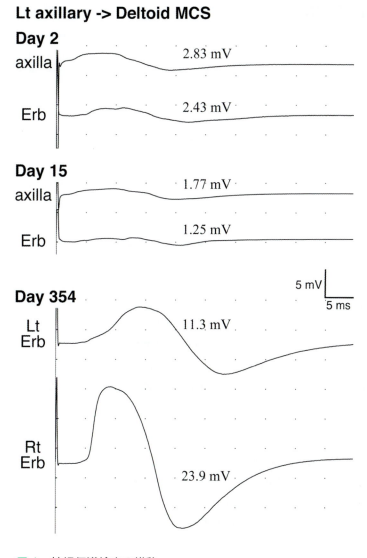

図1 神経伝導検査の推移

　筋力低下（MMT 0）の発症から第2日で，Erb 点，腋窩刺激とも，三角筋複合筋活動電位（CMAP）振幅の著明低下を呈している．

　発症第2日では神経根レベルの軸索障害でも伝導ブロックでも Erb 点刺激の CMAP は正常のはずである．Erb 点–腋窩間の伝導ブロックでは腋窩刺激の CMAP は正常で，Erb 点刺激 CMAP が低下すべきである．発症第2日で最遠位の腋窩刺激で CMAP が著明低下していることから，腋窩付近ないしより遠位での軸索障害，もしくは，腋窩より遠位での伝導ブロックのいずれかと結論される．

　Day 15 で CMAP がさらに若干低下していることからは，腋窩より近位での軸索障害の要素

Chapter 2 診断トレーニング ～症例問題と実臨床での対応～

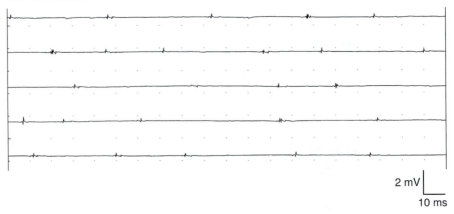

図2 発症4ヵ月後左三角筋随意収縮時針筋電図

も若干あって，Day 2 から Day 15 で Waller 変性が進行した可能性が考えられる．
　神経所見と初診時の NCS 所見から神経痛性筋萎縮症と診断，ステロイドパルス療法を2回施行，痛みは約3週で軽減消失したが，三角筋の筋力は0のままで推移した．発症約4ヵ月後，三角筋の筋力0，CMAP 振幅も不変の状態で，針筋電図検査を施行した．左C5傍脊柱筋には脱神経を認めず，神経痛性筋萎縮症の診断を支持した．左三角筋には豊富な脱神経あり．同筋の随意収縮時所見を示す（図2）．

【Q2】答　d, e

**Q3** 針筋電図所見について正しいのはどれか．2つ選べ．
　　a. 筋原性変化である
　　b. 新生 MUP である
　　c. 伝導ブロックを示唆する
　　d. 予後不良を示唆する
　　e. これからの回復を期待させる

　低振幅・短持続時間の運動単位電位（MUP）であり，臨床経過からすると新生 MUP と考えられる．すなわち，一度軸索障害で完全脱神経に陥ったがそこから軸索再生が生じて筋にまで到達した最初の段階である．これからこの運動単位が多くの側枝を伸ばすことで MUP が大きくなり，筋力も出始めることが期待される．
　発症6ヵ月後ぐらいより急速に回復，約1年後の受診時には日常生活に不自由なし．左三角筋の MMT も4となっていた．その時点の NCS を図1の一番下に示した．CMAP 振幅は健側の47％にまで回復していた．

【Q3】答　b, e

A. 末梢神経疾患

## 診 断

### 神経痛性筋萎縮症

　神経痛性筋萎縮症（NA）は Parsonage and Turner が 1948 年に報告した疾患概念である．その病変局在についてかつて腕神経叢という説が主流であったが，今日では多発性単ニューロパチーであることが証明されつつある[1]．本例も腋窩神経と肩甲上神経という 2 つの神経をおかす多発性単ニューロパチーの分布をとることから NA と診断できた．特に日本で NA と鑑別を要する疾患に頸椎症性筋萎縮症（CSA）がある[2]．近位型 CSA は C5 ないし C5/6 が障害されるので，腋窩神経が障害されやすい NA と類似しうる．急性発症し，発症時に痛みを伴う場合も多い点も類似する．鑑別の第一は CSA では障害が正確に髄節性の分布を示すことである．C5 障害のために三角筋，棘下筋に加えて，上腕二頭筋，腕橈骨筋も必ず同時に障害されるものであり，本例のように三角筋，棘下筋は高度障害されるが，上腕二頭筋と腕橈骨筋が完全に正常ということは CSA ではあり得ず，これのみから NA と診断できる．

　本例の病変部位が遠位（腋窩近辺ないしさらに遠位）にあることは電気生理学的に証明できた．また，針筋電図の新生 MUP が回復の予測に有用であった．NA は一般に予後良好とされるが，CSA は一部例を除くと回復予後は不良である．この点でも両者の鑑別は重要である．

**文献**
1) 園生雅弘：神経痛性筋萎縮症の概念とその歴史的変遷：もはや「腕神経叢ニューロパチー」ではない！脊椎脊髄ジャーナル 31：460-465, 2018
2) 園生雅弘：頸椎症性筋萎縮症．Brain and Nerve 神経研究の進歩 68：509-519, 2016

**Chapter 2** 診断トレーニング 〜症例問題と実臨床での対応〜

# Case 16

### Profile

- 51 歳, 女性
- 10 年前右示指の動きが悪いこと, 何となく右手がやせていることに気づいた. 7 年前から右母指・示指・中指の動きがおかしいことに気づいた. 1 年前から動作障害がさらに進行, 箸を使いにくくなった. 本年, ペットボトルを開けたり, パソコン操作などさらに不自由になったため, 某神経内科より MADSAM 疑いにて筋電図検査に依頼された. 現在しびれ感はない.
- 神経所見では, 徒手筋力テスト (MMT) は短母指外転筋 (APB) 2−/5, 第 1 背側骨間筋 2/5, 小指外転筋 (ADM) 4−/5, 長母指屈筋 4/5, 示指深指屈筋 4−/5, 示指浅指屈筋 4−/5, 小指深指屈筋 5/5, 短母指伸筋 4/5, 長母指伸筋 4−/5, 指伸筋 5/5, 手関節屈曲 4+/5, 手関節伸展・上腕三頭筋・上腕二頭筋 5/5. 右前腕内側に 5/10 程度の触覚鈍麻, 右小指と環指尺側に軽い錯感覚.
- この所見を問ったあとに尋ねて, 5 年前より右前腕内側の感覚が鈍いことに気づいていたことがわかった.

**Q1** 筋とその筋節の組み合わせで正しいのはどれか.

    a. 短母指外転筋  ─  C7
    b. 浅指屈筋    ─  T1
    c. 示指深指屈筋  ─  C8
    d. 小指深指屈筋  ─  T1
    e. 短母指伸筋   ─  C7

　筋節については, 本書「神経症候からわかること」に掲載した筋節表を参照 (p.5 図 1). 固有手筋の筋節について正中神経支配の短母指外転筋は T1, 尺骨神経支配の第 1 背側骨間筋や小指外転筋は C8 支配であることを Cleveland Clinic の Wilbourn らのグループが 1990 年代に明らかにした. 筆者らは正中神経–T1, 尺骨神経–C8 の関係は前腕筋についても成り立つ (円回内筋 = C6 と橈側手根屈筋 = C7 を除く) ことを示した. また尺骨神経支配の固有手筋は C8 というより, C8/T1 支配ではないかとも示唆している.

　本例は以上をもとに考えると T1>C8 障害であるとわかる. 感覚障害も T1>C8 領域に認めている.

　神経伝導検査 (NCS) の結果を<u>図 1</u>に示す.

【Q1】答　b

A. 末梢神経疾患

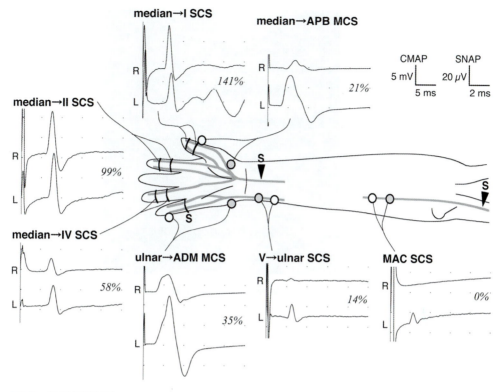

**図1 神経伝導検査**
健側と患側の振幅比を%で示した.
MCS：運動神経伝導検査, SCS：感覚神経伝導検査, APB：短母指外転筋, ADM：小指外転筋, MAC：内側前腕皮神経

**Q2** 上記の神経伝導検査と短母指伸筋・長母指伸筋にも筋力低下があったことを合わせると，病変局在は以下のどれと考えられるか.
  a. T1＞C8 レベルの脊髄内
  b. 椎間板ヘルニアによる T1＞C8 の神経根圧迫
  c. T1 優位の下神経幹
  d. 内側神経束
  e. 腕神経叢終末神経レベルでの正中神経＋尺骨神経

　本例の NCS では，運動神経は APB＞ADM，すなわち T1 優位の障害，感覚神経は内側前腕皮神経＞尺骨神経，すなわち T1＞C8 の障害であり，正中神経刺激環指記録（やはり C8 支配）も 50％までは達しないが，患側で低下傾向を示している.
　脊髄内の障害や通常の椎間板ヘルニアでの神経根圧迫では，後根神経節より近位の障害なので感覚神経活動電位（SNAP）振幅は障害されない．短母指伸筋・長母指伸筋などの後骨間神経支配の C8 筋にも筋力低下があることから，内側神経束，あるいはより遠位での正中＋尺骨神経障害ではないとわかる.
　以上より T1 優位の下神経幹障害が最も可能性の高い局在診断となる（後根神経節より遠位での T1＞C8 脊髄神経前枝の障害の可能性もある）.

139

# Chapter 2　診断トレーニング ～症例問題と実臨床での対応～

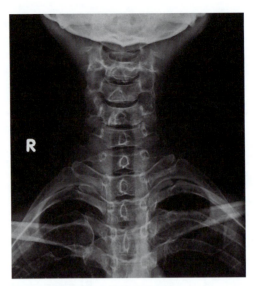

図2　頸椎単純X線写真正面像

　頸肋や第7頸椎の長大横突起は認めない．
　鎖骨の高さを左右比べると患側（右）が著明に低位にあり，右がなで肩が強いことがわかる（図2）．

【Q2】答　c

## 診　断

### 真の神経性胸郭出口症候群

　胸郭出口症候群（thoracic outlet syndrome：TOS）についてはその概念を巡って大きな議論が米国であった[1,2]．すなわち，Cleveland Clinic の Wilbourn は疾患概念が明確に確立されているのは Gilliatt らの記載した真の神経性胸郭出口症候群（true neurogenic TOS：TN-TOS）だけであり，これまで広く存在が信じられ第1肋骨切除などの手術が行われて来た神経性 TOS，すなわち通常の整形外科教科書に記載のあるような TOS は議論のある神経性 TOS（disputed neurogenic TOS）と呼ぶべきものであり，その疾患としての存在さえ疑わしいと手術推進者の外科医に論争を挑んだのである．筆者もこの Wilbourn らの考えに同意するものである．
　TN-TOS は，頸肋ないし第7頸椎横突起から第1肋骨に延びる線維性索状物によって，T1＞C8 の脊髄神経前枝，ないし下神経幹が下方から圧迫を受けて，T1＞C8 の腕神経叢障害をきたす疾患である．頸肋や第7頸椎の長大横突起がある例も多いが，これらを欠く例もある．本例のように患側でなで肩が著明なことも多い．母指球優位の固有手筋の筋萎縮・筋力低下，T1 支配の指屈筋（母指示指）の筋力低下などの運動障害を主徴とし，感覚障害や痛みは前腕内側（T1 領域）中心に認めるが軽度のことが多く，感覚障害を欠く例もある．本例も前腕内側の感覚鈍麻

を自覚していたが，こちらから尋ねないと病歴として出て来なかった．診断は，内側前腕皮神経の SCS（SNAP がほとんどの例で消失）を含む特徴的な神経伝導検査パターンによって確実に下すことができる．非常にまれな疾患とされるが筆者らの経験ではそれほどまれではなく，診断されず埋もれている例も多い可能性がある．本例は当初 MADSAM と考えられたが，平山病，運動優位の手根管症候群，筋萎縮性側索硬化症など様々な診断での紹介例を経験している．

　治療は手術が第一選択であり，第 1 肋骨切除は不要で，線維性索状物の切除のみで進行予防とわずかな改善がみられうる．ただし，非常に慢性に経過し，痛みやしびれ感のない例では，手術を希望されないことも多い．

### 文献

1）園生雅弘：神経痛性筋萎縮症の概念とその歴史的変遷：もはや「腕神経叢ニューロパチー」ではない！脊椎脊髄ジャーナル **31**：460-465, 2018

2）園生雅弘：胸郭出口症候群の電気生理学的診断と disputed neurogenic TOS．整形・災害外科 in print, 2019

Chapter 2 診断トレーニング ～症例問題と実臨床での対応～

# B. 筋疾患

## Case 1

**Profile**
- 53歳，女性
- 生来健康で運動発達問題なし．40歳ころより定期的にジム通いをしていた．52歳時，腹筋トレーニング時に頸部挙上困難，以前可能であった8kgのダンベル挙上ができないことに気づいた．半年後，徐々に階段挙上に困難さを自覚．さらに半年後，洗濯物を干すときにも両上肢挙上困難を自覚したため受診した．一般内科的には，皮疹なく，心・肺腹部には異常所見を認めない．
- 神経所見では，頸部前屈2/5，四肢近位筋に左右対称にMMTで4/5程度の筋力低下を認めた．筋萎縮は目立たず，筋把握痛はなし．皮疹なし．四肢腱反射は正常．病的反射は認めなかった．血液検査では血清CKが上昇していた(1,130 IU/L)．
- 右三角筋の針筋電図検査で図1の所見を認めた．

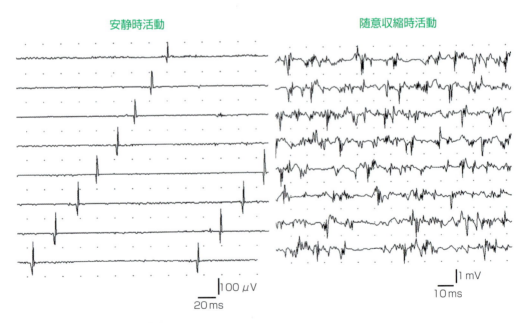

図1 右三角筋針筋電図検査

## B. 筋疾患

**Q1** 本例の筋電図所見の解釈について正しいものはどれか．2つ選べ．
　　　a. 安静時活動で線維束性収縮（fasciculation）を認める
　　　b. 安静時活動で線維自発電位（fibrillation potential）を認める
　　　c. 安静時活動でミオトニー電位（myotonic discharge）を認める
　　　d. 随意収縮時活動で高振幅の多相性波形を認める
　　　e. 随意収縮時活動で低振幅の多相性波形を認める

　安静時活動電位は，波形の形，振幅，規則正しい出現より線維自発電位であることがわかる．随意収縮時活動では，波形はスケールから低振幅電位であり，多相性の低振幅波形が干渉しながら認めており，筋原性変化であることがわかる．安静時活動電は，活動性の神経原性筋以外に，炎症性筋疾患，封入体筋炎，縁取り空胞を伴う各種のミオパチーで認める．以上より，所見は安静活動電位を認める筋原性変化である．

　左三角筋で生検を行ったところ，図2の病理像を得た（HE染色と抗CD8免疫染色の二重染色，bar=50μm，枠内は抗CD8免疫染色）．

【Q1】答　b，e

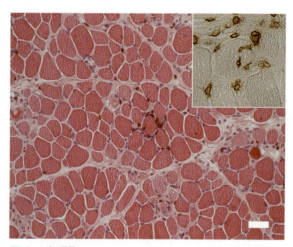

図2　病理像

**Q2** 本例の筋病理所見の解釈について正しいものはどれか．2つ選べ．
　　　a. 筋周膜の血管周囲に炎症細胞集簇を認める
　　　b. 炎症の首座は筋周膜である
　　　c. 炎症の首座は筋内鞘である
　　　d. 筋束周辺部萎縮を認める
　　　e. 非壊死筋線維へのCD8陽性リンパ球の侵入像を認める

## Chapter 2 診断トレーニング ～症例問題と実臨床での対応～

**Q3** 本例はステロイド投与で血清 CK は正常化し，半年後に筋力が正常化した．臨床経過と
病理所見を合わせ診断として最も考えやすい診断はどれか．
- a. 肢体型筋ジストロフィー
- b. 壊死性筋症
- c. 抗アミノアシル tRNA 合成酵素抗体陽性筋炎
- d. 多発筋炎
- e. 封入体筋炎

　筋病理では，筋線維の大小不同と軽度の間質拡大，壊死・被貪食筋線維の散在を認める．
また，筋束内の筋線維間（筋内鞘）中心に炎症性単核球の浸潤を認める．筋周膜や同部位の血
管周囲には炎症細胞の集簇は認めない．CD8 陽性細胞（茶色に染色）が筋束内で非壊死筋線維
を取り囲み，さらに非壊死筋線維内に侵入する像を認める．

　過去に運動機能も正常であった 53 歳女性が 1 年前より緩徐に四肢近位筋の筋力低下と高
CK 血症を認め，針筋電図では安静時活動電位を伴う筋原性変化を認め，さらに，ステロイド
治療に反応したことより炎症性筋疾患が最も疑われる．CD8 陽性細胞が非壊死筋線維を取り
囲み，侵入する像は，多発筋炎または封入体筋炎で共通に認める特徴的な病理像であるが，
筋力低下の分布が近位であること，ステロイド治療反応性が良好であったことより，多発筋
炎と診断できる．

【Q2】答　c, e　【Q3】答　d

## 診　断

### 多発筋炎

　炎症性筋疾患の分類としては，典型的な皮疹を有するものを皮膚筋炎，そうでない例を多発
筋炎とする，1975 年提唱の Bohan と Peter による分類が長期にわたり用いられてきた[1]．一方，
臨床病理像の観点からは，皮膚筋炎，壊死性筋炎，非特異的筋炎，多発筋炎，封入体筋炎に分
類するヨーロッパ神経筋センター（ENMC）の分類が広く用いられている[2]．この分類では，多
発筋炎は CD8 陽性細胞が非壊死筋線維を取り囲み，侵入する像を認める症例と定義される．筋
病理所見より定義される多発筋炎は，筋炎全体の約 5％と少ない．Bohan と Peter による分類に
よる多発筋炎は，典型的皮疹を有さないということで，ENMC 分類における壊死性筋炎，非特
異的筋炎，多発筋炎が対応する形になる．多発筋炎には 2 つの定義が存在するため注意が必要
である．一方，CD8 陽性細胞の非壊死筋線維への侵入像は，封入体筋炎でも認める特徴である
が，封入体筋炎では，病理組織では縁取り空胞を有する線維や p62 免疫染色で顆粒状の染色性
を持つ変性筋線維が多発することより区別される．また，臨床的には，封入体筋炎は，手指の
屈筋や大腿四頭筋の筋力が弱いこと，治療抵抗性より区別される．しかし，病理は多発筋炎の
特徴を有するが四肢の遠位の筋力が弱く治療反応性が明らかでないなど，両群の特徴を併せ持
つ中間型が存在し，多発筋炎と封入体筋炎の関係は十分にわかっていない[3]．両者とも膠原病と
の関係や，C 型肝炎などウイルス感染との関連も指摘されており，多発筋炎を炎症性筋疾患の
ひとつのグループとして位置づけるべき，または，病理所見の特徴と捉えるべきかなどの議論

がある[4].

## 文献

1) Bohan A, Peter JB：Polymyositis and dermatomyositis (first of two parts). N Engl J Med **292**：344-347, 1975
2) Hoogendijk JE et al：119th ENMC international workshop：trial design in adult idiopathic inflammatory myopathies, with the exception of inclusion body myositis, 10-12 October 2003, Naarden, The Netherlands. Neuromuscul Disord **14**：337-345, 2004
3) Ikenaga C et al：Clinicopathologic features of myositis patients with CD8-MHC-1 complex pathology. Neurology **89**：1060-1068, 2017
4) De Bleecker JL et al：Group EMMBS. 193rd ENMC International workshop Pathology diagnosis of idiopathic inflammatory myopathies 30 November - 2 December 2012, Naarden, The Netherlands. Neuromuscul Disord **23**：945-951, 2013

Chapter 2 診断トレーニング 〜症例問題と実臨床での対応〜

# Case 2

### Profile

- 52歳，女性
- 半年ほど前から両手指伸側のかさつきに気がついていたが，様子をみていた．数ヵ月後，紅斑が上肢，体幹，顔面に出現し，また階段の上りにくさや四肢近位筋の痛みを自覚するようになり受診した．既往歴や家族歴，生活歴に特記すべきものはない．
- 一般身体所見では両頬部に紅斑，両手指の指節間関節伸側に丘疹，上肢および体幹に浮腫性の紅斑を認める．呼吸音は清．神経学的には四肢近位筋優位に徒手筋力検査で4レベルの筋力低下が認められた．脳神経系，感覚系，協調運動系，自律神経系には明らかな異常はない．
- 血液検査では血清CK値が957 IU/L（基準値150以下）と高値を示す．筋電図では早期動員，陽性棘波，線維自発電位が認められ，骨格筋MRI（大腿）ではT2強調画像，STIR画像で右大腿外側広筋，右大腿直筋，左縫工筋など一部の筋および筋膜が高信号を呈する（図1）．右大腿外側広筋の筋生検を施行した（図2）．

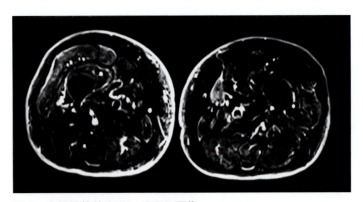

図1　大腿骨格筋MRI，STIR画像
（東京都立多摩総合医療センターリウマチ内科・喜納みちる先生のご厚意による）

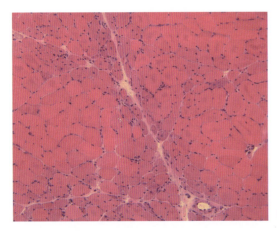

図2　生検筋病理像（HE染色）

B．筋疾患

**Q1** 図2の筋病理像で認められる所見はどれか．
    a．線維束周囲性萎縮
    b．非壊死線維を取り囲み，侵入する単核球浸潤
    c．豊富な壊死・再生線維
    d．高度な内鞘線維化
    e．赤色ぼろ線維

  本筋病理像では線維束辺縁部に位置する筋線維の萎縮が認められる（線維束周囲性萎縮）．この所見は皮膚筋炎に特異的である．
  非壊死線維を取り囲み，侵入する単核球浸潤は主に封入体筋炎や多発筋炎でみられる所見である．内鞘線維化は筋ジストロフィーなど慢性に経過する疾患でしばしば認められる所見だが，筋炎でも慢性期に採取された検体ではみられることがある．

【Q1】答　a

**Q2** 本例において特に行うことが望ましい検査はどれか．3つ選べ．
    a．血液培養
    b．自己抗体測定
    c．腎生検
    d．悪性腫瘍検索
    e．胸部CT

  筋炎特異抗体のうち皮膚筋炎に関連するものとして，抗TIF1抗体（TIF1-$\gamma$ [$\gamma/\alpha$], TIF1-$\beta$），抗NXP2抗体，抗Mi-2抗体，抗MDA5抗体，抗SAE抗体が知られている．皮膚筋炎患者では悪性腫瘍の合併が相対的に高く，悪性腫瘍の検索は行うべきである．また間質性肺炎を伴うことがあるため，胸部CTなどで肺の評価を行うべきである．

【Q2】答　b，d，e

## 診断

### 皮膚筋炎

  皮膚筋炎は特発性炎症性筋疾患のひとつで，骨格筋の炎症性変化に加えて，特徴的な皮疹を伴う．皮膚筋炎の皮疹としてヘリオトロープ疹（眼瞼部の紫紅色浮腫性紅斑）やゴットロン徴候・丘疹がよく知られている．厚生労働省指定難病の認定基準では，ゴットロン徴候は手指関節背面および四肢関節背面の紅斑，ゴットロン丘疹は手指関節背面の丘疹と定義されている．筋病理学的には線維束周囲性萎縮（perifascicular atrophy）が特異的かつ診断的な所見である．しかし，病理変化は斑状に局在することもあり，その感度はあまり高くない．近年，1型インターフェロン誘導蛋白質であるミクソウイルス抵抗蛋白質A（MxA）の筋細胞質上での発現を免疫染色で検出することで，より高い感度で病理診断できることが報告されている[1]．筋電図は陽性棘波，線維自発電位を伴う筋原性変化を呈する．骨格筋MRIではT2強調画像，STIR画像で筋および筋

**147**

Chapter 2　診断トレーニング 〜症例問題と実臨床での対応〜

膜の高信号がみられる．筋生検部位を選定する際には，これらの電気生理所見や画像所見を参考にすることで，病理検査の感度を高めることができる．

各自己抗体ごとに特有の臨床的特徴があることも知られてきている[2]．たとえば，抗 TIF1-γ 抗体陽性の成人例では悪性腫瘍の合併率が特に高い[3,4]．また抗 MDA5 抗体陽性例では，筋症状は軽度であることが多い一方，間質性肺炎の合併率が高く，治療抵抗性の急速進行性間質性肺炎を併発して予後不良の経過をたどる病型との相関が示唆されている[5]．

抗 Jo-1 抗体に代表される抗アミノアシル tRNA 合成酵素抗体（抗 ARS 抗体）陽性の筋炎で，皮膚症状を伴う場合は「皮膚筋炎」と称されることがある．しかし，少なくとも筋病変の特性は（狭義の）皮膚筋炎とは異なるため，抗 ARS 抗体陽性筋炎を独立したスペクトラムとして扱うことが提案されている[6,7]．

治療は副腎皮質ステロイドが主体で，難治例では免疫抑制薬や免疫グロブリン大量静注療法が組み合わされる．

## 文献

1) Uruha A et al：Sarcoplasmic MxA expression：a valuable marker of dermatomyositis. Neurology **88**：493-500, 2017

2) Uruha A et al：Diagnosis of dermatomyositis：Autoantibody profile and muscle pathology. Clin Exp Neuroimmunol **8**：302-312, 2017

3) Fujimoto M et al：Myositis-specific anti-155/140 autoantibodies target transcription intermediary factor 1 family proteins. Arthritis Rheum **64**：513-522, 2012

4) Hida A et al：Anti-TIF1-γ antibody and cancer-associated myositis：a clinicohistopathologic study. Neurology 87：299-308, 2016

5) Sato S et al：Clinical utility of an enzyme-linked immunosorbent assay for detecting anti-melanoma differentiation-associated gene 5 autoantibodies. PLoS ONE **11**：e0154285, 2016

6) Noguchi E et al：Skeletal muscle involvement in antisynthetase syndrome. JAMA Neurol **74**：992-999, 2017

7) Allenbach Y et al：Integrated classification of inflammatory myopathies. Neuropathol Appl Neurobiol **43**：62-81, 2017

# Case 3

> **Profile**
> - 76歳，男性
> - 虚血性心疾患，糖尿病，痛風のため近医で経過観察中であり，内服している薬剤は，アスピリン，バルサルタン，プラバスタチン，ビルダグリプチン，アロプリノールである．このなかで新たに薬剤Xを開始した2週間後より，四肢や体幹のこわばりと筋痛を自覚するようになった．また血清クレアチンキナーゼ(CK)は972 IU/Lと上昇したため，原因と考えられる薬剤Xを中止した．その後，約3ヵ月にわたって歩行困難が進行した．徒手筋力テストでは頸部筋や上下肢近位筋を中心にMMT 4レベルの筋力低下を認めた．深部腱反射は低下，筋萎縮はなし．発熱，関節痛，Raynaud現象，皮疹は認めなかった．血清CK値は最高3,943 IU/Lと増加した．胸腹部CTでは悪性腫瘍や間質性肺炎の所見はなかった．抗核抗体は陰性．針筋電図では自発放電を伴う筋原性変化を認めた．下腿の筋MRI T1脂肪抑制画像を図1に示す．

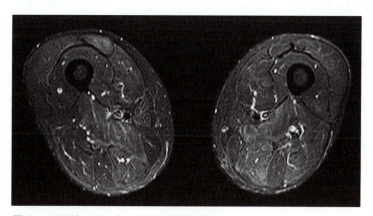

図1 下腿筋MRI（T1脂肪抑制画像）

**Q1** 本例の薬剤Xはどれか．

a. アスピリン
b. バルサルタン
c. プラバスタチン
d. ビルダグリプチン
e. アロプリノール

　本例は亜急性の経過をとり，深部腱反射低下を伴う頸部筋や上下肢近位筋を中心にMMT 4レベルの筋力低下を認めた．針筋電図ではミオパチーの所見があり，図1の筋MRI T1脂肪抑制画像では両側の下腿筋で高信号域を認め，炎症性筋疾患が疑われる．

## Chapter 2 診断トレーニング ～症例問題と実臨床での対応～

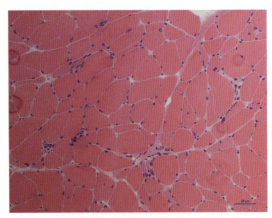

図2 筋病理（HE染色）

　内服中の薬剤のなかで筋に対する有害事象が出現するのはスタチン製剤のプラバスタチンである．スタチン関連筋症状とは，スタチンが原因となって出現するすべての筋症状が含まれる．筋肉の痛み，つり，こわばり，違和感などであり，これらの症状は体幹や近位優位の四肢に左右差なく，比較的大きな筋肉に出現する．スタチン関連筋症状はスタチン内服開始から4～6週間以内で出現するが，まれに数年たってから筋症状が出現する場合もある．体を動かすことが多い人に出現しやすい．スタチン内服量を増量した場合や別のスタチンに変更した場合には，新たなスタチン関連筋症状が出現する可能性がある．また同じスタチンを一度中止してから再投与した場合には早期に出現することが多い．
　スタチン関連筋症状のなかで注意すべき重篤な病態は，横紋筋融解症と四肢・体幹の筋力低下（ミオパチー）の2つである．本例では，プラバスタチンの中止にもかかわらず，四肢・体幹の筋力低下が進行した，スタチン誘発性ミオパチーと考えられる．
　大腿四頭筋から筋生検を施行したところ，図2のような所見が得られた

【Q1】答　c

**Q2** 筋病理診断はどれか．
　　a．封入体筋炎
　　b．多発筋炎
　　c．皮膚筋炎
　　d．免疫介在性壊死性ミオパチー
　　e．筋サルコイドーシス

　炎症性筋疾患（筋炎）は免疫学的機序により筋線維が障害される疾患の総称であり，筋炎は均一な疾患ではなく，様々な病態機序を背景に持つ疾患の集まりである．呈示した筋病理では，筋線維の大小不同と筋線維の壊死・再生が観察される．炎症細胞浸潤をほとんど認めず，免疫介在性壊死性ミオパチー（immune-mediated necrotizing myopathy：IMNM）と診断できる．IMNMは筋病理診断に基づく概念であり，炎症性筋疾患のひとつの病型である．スタチン誘発性ミオパチーの筋病理所見ではIMNMが特徴的である．

B．筋疾患

　封入体筋炎や多発筋炎で認められるような筋内鞘にリンパ球が浸潤し非壊死筋線維を取り囲むかあるいは侵入している所見は認められない．また皮膚筋炎に特徴的な筋束の周辺部で2〜10層にわたり筋線維の変性・萎縮を示す，perifascicular atrophy の所見はない．またサルコイドーシスに特徴的な肉芽腫性病変も認められない．

【Q2】答　d

**Q3**　本例の血中でみられるのはどれか．
　　　　a．抗 SRP 抗体
　　　　b．抗 HMGCR 抗体
　　　　c．抗 MDA5 抗体
　　　　d．抗 TIF1γ抗体
　　　　e．抗 Jo-1 抗体

　2010 年 Mammen らの研究グループは炎症性筋疾患 225 例のなかで，筋病理で IMNM と診断した 38 例を対象に新たな自己抗体の検出を試みた．すでに他の自己抗体が陽性と判明している 12 例を除く 26 例のなかで 16 例（うち 10 例でスタチン内服歴あり）において，アイソトープラベルした HeLa 細胞を用いた蛋白免疫沈降法により，新たな自己抗体の抗原蛋白の候補として 200 kD/100 kD のバンドを同定した．翌 2011 年，彼らは 100 kD の抗原蛋白を HMGCR と同定し，スタチン誘発性ミオパチーに関連した自己抗体として，抗 HMGCR 抗体が広く認識されるようになった[1]．

　HMGCR はコレステロール産生するメバロン酸経路の律速酵素であり，スタチンにより阻害される．細胞質に存在するため，抗核抗体は陽性にならない．抗 HMGCR 抗体測定の原法はアイソトープラベルした蛋白免疫沈降法であるが，HMGCR の C 末端のリコンビナント蛋白を抗原として用いた enzyme-linked immunosorbent assay（ELISA）が一般的な測定法である．

　抗 HMGCR 抗体はスタチンを内服しているだけの症例や無症候性で CK だけが上昇するだけの症例では陽性にならない．したがってスタチン誘発性ミオパチーと一過性の CK 上昇の鑑別にも役立つ．抗 HMGCR 抗体の ELISA は感度だけでなく特異度も高く，他の筋疾患では陽性となる頻度はまれである．なお抗 MDA5 抗体と抗 TIF1γ抗体は皮膚筋炎に関連した自己抗体である．

【Q3】答　b

## 診　断

### 抗 HMGCR 抗体陽性免疫介在性壊死性ミオパチー（スタチン誘発性）

　IMNM には多様な病因が示唆されるが，その診断においてシグナル認識粒子（signal recognition particle：SRP）と 3-hydroxy-3-methylglutary-coenzyme A reductase（HMGCR）に対する自己抗体の検出が重要である．

　抗 HMGCR 抗体陽性 IMNM は女性に多く，発症平均年齢は 45〜60 歳であり，小児例も存在する．抗 HMGCR 抗体陽性 IMNM のなかでスタチンが原因となる割合は，当初の報告では 2/3 程度であったが，その後の各国からの報告では頻度は低下傾向にあり，20％以下になっている．

**151**

Chapter 2 診断トレーニング 〜症例問題と実臨床での対応〜

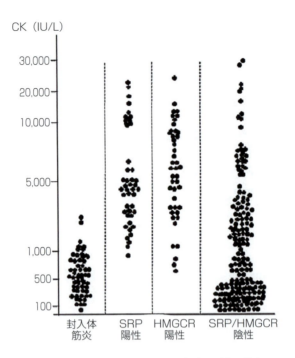

図3 筋炎におけるクレアチンキナーゼの分布

スタチンが原因となる場合は，60歳以降の高齢男性が多い傾向にある．また悪性腫瘍と抗HMGCR抗体との関連も示唆される．HLAでは，DRB1*11:01と関連があり，白人，日本人共通の人種をこえ危険因子のアレルと考えられる．

臨床特徴では体幹・四肢近位筋優位の筋力低下を呈し，間質性肺炎，関節痛，皮疹などの筋外症状は低頻度である．抗HMGCR抗体陽性IMNMと抗SRP抗体陽性IMNMは類似した臨床特徴を有しているものの，重篤な四肢筋力低下，頸部筋力低下，嚥下困難，呼吸筋障害，筋萎縮の頻度は抗HMGCR抗体陽性例に比べて抗SRP抗体陽性例のほうが高い[2]．しかし抗HMGCR抗体陽性IMNMでも，複数の免疫治療に抵抗性な難治例も存在する．

検査所見では抗SRP抗体陽性また抗HMGCR抗体陽性のIMNMのいずれにおいてもほとんどの症例で，血清CK 1,000 IU/L以上となる（図3）．したがって，侵襲的な筋生検を行う前に，小児から高齢者まであらゆる年齢においてもCK値が高値（1,000 IU/L以上）の場合には，IMNMの可能性を考え抗SRP抗体と抗HMGCR抗体の測定を考慮すべきである．

治療に関して抗HMGCR抗体陽性IMNMで確立した方法はないものの，通常の筋炎に準じた治療が行われる．日本における抗HMGCR抗体陽性例の治療を検討した結果，ステロイド単剤で加療した症例は31％であった．ステロイド治療で十分な効果が得られない場合には，免疫グロブリンが有効である．

文献
1) Mammen AL et al：Autoantibodies against 3-hydroxy-3-methylglutaryl-coenzyme A reductase in patients with statin-associated autoimmune myopathy. Arthritis Rheum. **63**：713-721, 2011
2) Watanabe Y et al：Clinical features and prognosis in anti-SRP and anti-HMGCR necrotising myopathy. J Neurol Neurosurg Psychiatry **87**：1038-1044, 2016

B. 筋疾患

# Case 4

> **Profile**
>
> - 69歳，男性
> - 65歳ころから徐々に立ち上がるのが大変になり，階段が登りにくくなった．66歳には立ち上がりにくさが増し，転倒が増えた．右手の指に力が入りにくくなり，ペットボトルを開けるのが困難になった．67歳になると両太ももがやせていることを家人に指摘されるようになった．右手の握る力が入らず農機具をつかんでの作業がしにくくなった．68歳ころからはお茶でむせ込むことが増えたように思う．今年に入ってトイレの座面からの立ち上がりに手すりが必要になってきた．歩く時も杖を使用するようになった．体重もこの4年で4kgほど減少した．C型肝炎陽性を指摘されているが，肝機能異常は軽度である．他に頸椎症といわれたことがある．家族歴には特記すべきものはない．
> - 一般内科学的診察では異常を認めなかった．神経学的所見では手指・手首の屈筋と大腿前面の筋優位に萎縮と筋力低下を認めている．Gowers徴候陽性．感覚障害や膀胱直腸障害は認めない．

**Q1** 本例の電気生理学的所見で通常認めないものはどれか．

- a. 針筋電図での線維自発電位（fibrillation potential）や陽性鋭波（positive sharp wave）などの自発放電
- b. 低振幅・多相性の運動単位電位
- c. 神経伝導検査でのF波出現率は正常
- d. 反復刺激筋電図での低頻度刺激における15%以上のdecrement
- e. 針筋電図での複合反復放電（complex repetitive discharges）

　封入体筋炎（sporadic inclusion body myositis：sIBM）は主に50歳以上で発症する慢性進行性の筋疾患である．左右非対称の筋力低下と筋萎縮が大腿四頭筋や手指・手首屈筋にみられる．針筋電図では筋原性変化（低振幅・多相性の運動単位電位，早期動員）に加え，線維自発電位（fibrillation potential）や陽性鋭波（positive sharp wave）などの自発放電がみられることが多く，複合反復放電（complex repetitive discharges）を認めることもある．神経原性変化と混同しうる線維束電位（fasciculation potential），高振幅・多相性の運動単位電位もしばしば観察され，ALSとも誤診されうるので注意が必要である．深指屈筋の針筋電図所見がALSとの鑑別に有用であったとする報告もあり，被験筋に追加することが望ましい．神経伝導検査は通常は正常である．反復刺激筋電図でも異常はみられない．反復刺激筋電図での低頻度刺激における15%以上のdecrementは重症筋無力症の所見である．

　大腿直筋から筋生検を施行したところ，図1および図2のような所見が得られた．

【Q1】答　d

**153**

Chapter 2 診断トレーニング 〜症例問題と実臨床での対応〜

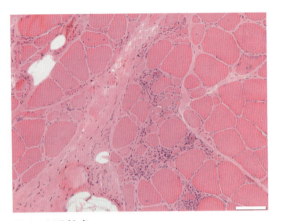

図1 HE染色
bar=100μm

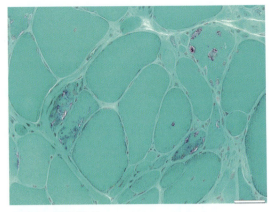

図2 mTG染色
bar=50μm

**Q2** この筋生検所見は何か.
- a. ragged red fibers
- b. MHC class I positive muscle fiber
- c. rimmed vacuole
- d. perifascicular atrophy
- e. necklace pearl sign

　sIBMの診断には筋病理が重要であり，炎症の要素を反映して筋内鞘への単核球浸潤を伴っているのがHE染色で観察される．慢性の変化を反映して筋線維の大小不同や間質の拡大もみられる．特徴的な所見としてmTG染色で赤く縁どられる空胞（縁取り空胞：rimmed vacuole）を伴う筋線維がみられる．非壊死線維や筋内鞘への単核球の侵入や単核球による包囲も観察される．免疫染色では非壊死線維への単核細胞（主にCD8陽性T細胞）の浸潤や形態学的に正常な筋線維における主要組織適合抗原（MHC）クラスIの発現が観察される．また疾患の特徴である封入体内部には多様な蛋白の局在が指摘されており，ユビキチン，アミロイドβ蛋白，エメリン，ラミンA/C，valocin-containing protein（VCP），ヒストン，43 kDa TAR DNA binding protein（TDP-43），p62などの多様な蛋白の存在が報告されている．Ragged red fiberはミトコンドリア病で，perifascicular atrophyは皮膚筋炎で，necklace pearl signはTitin異常症でみられることがある．

【Q2】答　c

**Q3** 本疾患で注意するべき頻度の高い合併症は何か.
- a. 拡張型心筋症
- b. 誤嚥性肺炎
- c. 悪性腫瘍
- d. 間質性肺炎
- e. 緑内障

B．筋疾患

　sIBM の死因では嚥下障害に伴う誤嚥性肺炎が重要であり，予後の改善のためには口腔咽頭筋の障害による嚥下障害への対策が必要であるとされている．進行すると食形態の工夫を要する症例が多く，胃瘻造設術を行う場合もある．sIBM の嚥下障害に対しては免疫グロブリン大量療法が有効という報告もある．バルーン拡張法，輪状咽頭筋離断術などの外科的処置が行われることもあるが，科学的評価は定まっていないのが実情である．他の選択肢は特に sIBM で多いといわれてはいない．

【Q3】答　b

## 診　断

### 封入体筋炎（sIBM）

　sIBM は主に 50 歳以上で発症し，左右非対称の筋力低下と筋萎縮が大腿四頭筋や手指・手首屈筋にみられる．大腿四頭筋の脱力により，階段の昇降や，しゃがみこんだ姿勢からの立ちあがりが困難となりやすい．大腿四頭筋の筋萎縮に伴い，転倒しやすくなることもある．前腕の手指屈筋群のなかでは，深指屈筋が障害されやすく，ゴルフクラブを握ったり，ペットボトルの蓋の開閉が困難となる．中高年の疾患であるが認知機能低下は一般的には認めない．

　骨格筋には縁取り空胞と呼ばれる特徴的な組織変化を生じ炎症細胞浸潤を伴う．日本には 1,000 ～1,500 人の sIBM 患者がいると推定される．厚生労働省・希少難治性筋疾患班の協力施設の 146 症例の検討によれば男女比は 1.2：1 と男性の割合が多く，初発年齢は平均 64.4 歳であった．初発症状は階段上りの困難さなど下肢近位筋脱力の症状が 74% を占め，嚥下障害は 23% にみられた．筋力低下と筋萎縮は大腿四頭筋や手指屈筋に著明で，左右非対称のこともしばしばみられる．血清 CK 値は軽度から中等度上昇していた．初発症状出現から診断確定までの期間は 52.7 ヵ月であった．多発筋炎や皮膚筋炎と異なり，肺病変や悪性腫瘍の発生頻度上昇は認められない．

　sIBM の病態機序は不明である．筋病理学的に観察される縁取り空胞が蛋白分解経路の異常など変性の関与を，また細胞浸潤が炎症の関与を想起させるものの，変性と炎症のどちらが一次的でどちらが副次的なのかも明らかになっていない．変性の機序の証拠として免疫染色で Aβ 蛋白などが縁取り空胞内に沈着していることや，β-APP を筋特異的に過剰発現させたモデルマウスでは筋変性や封入体の形成がみられることがあげられるが，疾患特異性は高くないと考えられる．筋線維の恒常性の維持は蛋白合成と分解の微妙なバランスの上に成り立っていると想像され，蛋白分解系が破綻し異常蛋白が蓄積するという病態機序も考えられる．

　臨床的特徴として，a．他の部位に比して大腿四頭筋または手指屈筋（特に前腕の深指屈筋）がおかされる進行性の筋力低下および筋萎縮，b．筋力低下は数ヵ月以上の経過で緩徐に進行するとし，多くは発症後 5 年前後で日常生活に支障をきたすことを勘案した．また遺伝性異常を伴う筋疾患を除外するために c．発症年齢は 40 歳以上であるとした．また慢性の経過を反映し d．安静時の血清 CK 値は 2,000 IU/L を超えない，とした．さらに診断には筋生検が必須であるとし，筋内鞘への単核球浸潤を伴っており，かつ a．縁取り空胞を伴う筋線維，b．非壊死線維への単核球の侵入や単核球による包囲といった筋病理所見が診断基準要件としてあげられている．これらの臨床的特徴・病理所見の 6 項目すべてがみられる場合を確実例としている．sIBM の診断の際には臨床経過が重要な要素であり，中高齢の慢性進行性の筋疾患では常に念頭に置くべきである．

# Chapter 2 診断トレーニング 〜症例問題と実臨床での対応〜

# Case 5

### Profile
- 8歳, 男子
- 発達歴は正常. 幼稚園の運動会の徒競走は周囲に比べ非常に遅かったが, 様子をみていた. 小学校では階段昇降に手すりが必要となった. 風邪で受診した際に採血で高CPK血症を指摘されたため受診.
- 診察にて四肢近位筋優位の筋力低下を認め, 立ち上がりの際に図1のようにGowers徴候を認めた. 下腿は肥大し触診では弾性硬であった.
- 採血ではCPKは20,000〜30,000と上昇を認めたが, 炎症所見は陰性であった.
- 筋CTでは図2のようであった.
- 針筋電図では慢性の筋原性変化を認めた
- 家族歴で母方の大叔父に詳細不明だが20歳代で亡くなった筋疾患の方が居た. 母も診察室に入室する際にやや足を引きずっているようである. 10歳の姉は特に異常は指摘されていない.

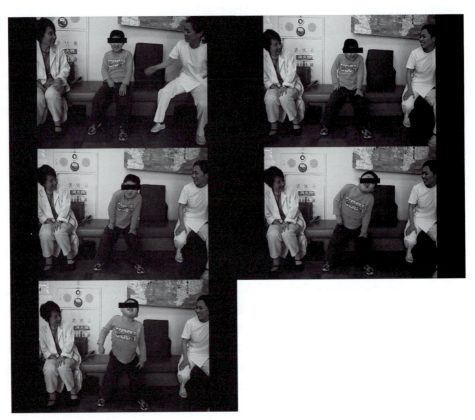

図1 Gowers徴候

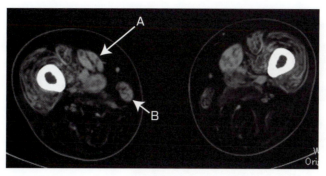

図2 筋CT

**Q1** 筋CTで比較的残っている筋（A，B）は何という筋肉か．
　　a．A：外側広筋　B：大腿直筋
　　b．A：内側広筋　B：中間広筋
　　c．A：縫工筋　B：薄筋
　　d．A：半腱様筋　B：半膜様筋
　　e．A：大腿二頭筋　B：大内転筋

　筋ジストロフィーの筋CTにおいて，萎縮した筋と肥大した筋が見られることが知られており，selectivity patternと呼ばれる．縫工筋・薄筋・半腱様筋・半膜様筋が保たれることが多い
　10,000を超える高CPK血症，伴性劣性遺伝を疑わせる家族歴，筋CTでの選択性よりdys-trophinopathyが第一の鑑別と考えMLPA法によるジストロフィン遺伝子検査施行した．壊死性ミオパチーや皮膚筋炎・多発筋炎鑑別のため抗SRP抗体，抗HMGCR抗体，筋炎関連抗体を提出したがいずれも陰性であった．
　MLPA法でジストロフィン遺伝子の異常が証明されなかったので，筋生検を施行した．
　図3のようにジストロフィンの免疫染色で完全欠損しており，Duchenne型筋ジストロフィー（DMD）と確定診断した．

【Q1】答　c

**Q2** 本児および家族を今後フォローして行く上で誤っているのはどれか．
　　a．長期内服のリスクを説明したうえでプレドニゾロン内服を勧める
　　b．呼吸機能・心機能・脊柱側弯の定期的な評価とリハビリテーションの必要性を説明
　　c．母がマニフェステイングキャリアである可能性を考え母の診察と定期的な心機能評価
　　d．本人・家族への心理サポート
　　e．10歳の姉がキャリアであるかの遺伝子検査

　かつてはステロイド無効とされていたが，現在は歩行期間を数年延長するとされ，少なく

## Chapter 2 診断トレーニング 〜症例問題と実臨床での対応〜

HE染色

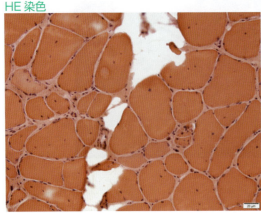

dystrophin染色

dystrophin染色コントロール

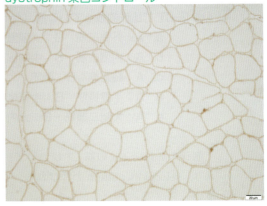

図3 筋生検像

とも歩行可能期間中は内服を勧めるべきであろう．心機能保持や側弯予防の効果があるとの主張もあるが，そちらはまだ確実には証明されていない．糖尿病や骨粗鬆症などの長期内服による副作用に関しても十分には検討されておらず，今後の課題ではある

DMDであれば緩徐に呼吸機能/心機能は低下していく．呼吸機能に関しては非侵襲的人工呼吸療法（NIV）の機械の小型化高性能化は著しく，定期的な評価で適切に導入を試みるべきである．心機能に関してはACE阻害薬，β遮断薬の有効性が証明されており，こちらも適切な導入が必要である．

関節拘縮予防・呼吸リハビリテーション・適切な福祉機器の導入のためリハビリテーションも必須である．脊柱側弯も10歳代から急速に進行する例があり定期的な評価と必要であれば固定術を行う病院への紹介も必要となる

キャリアの心機能低下は起こりうる問題で家族の経過観察も重要である．

本人の疾患受容へのサポートは無論のこと，家族の心理的負担は大きく心理サポートも必要である．

姉に関する遺伝子診断は現在10歳との設定なので，成人まで待ってからの検討事項となろう．

13歳で歩行不能となり，電動車椅子導入．以後受診が不定期となり，やがて受診しなくなっ

た．18 歳時，意識レベル低下との救急隊からの要請があり救急外来受診となった．

【Q2】答　e

**Q3** この際どのような状態を考え準備しておくべきか．次のうち誤っている選択肢はどれか．

    a. 誤嚥・窒息に備えて鉗子の準備や関係部署への連絡

    b. 気道感染などによる慢性呼吸不全の急性増悪に備え，NIV，吸引，可能であればカフアシストなどの咳介助の機械．X 線/胸部 CT

    c. 心不全の急性増悪による肺水腫を考え，X 線/胸部 CT．BNP/proBNP などの採血

    d. $SpO_2$ を保つことが大切であり，高濃度 $O_2$ を投与するよう救急隊に指示

    e. 気胸も考慮し胸部 X 線/CT，関係部署への連絡

　18 歳ころになると呼吸不全および心不全が進行し，NIV や心筋保護薬の投薬が必要な症例が多くなる．また脊柱側弯も進行することも多い．また，10 歳代後半から嚥下障害が進行してくる例もある．

　側弯があり単純 X 線では評価困難なことが多く可能であれば胸部 CT を行うことが望ましい

　慢性呼吸不全の増悪の際に高濃度の $O_2$ 投与により $CO_2$ ナルコーシスをきたすことは筋萎縮性側索硬化症でよくいわれるが，当然 DMD でも起こりうる．救急隊員にはそのような知識がない場合もあり，受け入れの電話の際に伝えておくほうがよい．

　また原因は明らかではないが DMD で気胸をきたすことは少なくはない．トロッカー挿入の場合，側弯もあり可能であれば透視下で行ったほうがよい．

【Q3】答　d

### 診　断

#### Duchenne 型筋ジストロフィー（DMD）

　Duchenne 型筋ジストロフィーは筋ジストロフィーの中では最も頻度が高いといわれ，人口 10 万人あたり 1.9～3.4 人とされる．X 染色体短腕 Xp21 にあるジストロフィン遺伝子の異常によりジストロフィン蛋白が欠損することにより生じる，伴性劣性遺伝の疾患である．全身の進行性の筋力低下をきたし，15 歳以降に呼吸不全または心不全を呈する，1980 年代は 20 歳代が寿命といわれていたが現在は呼吸不全／心不全への治療に進歩により，平均寿命は 30 歳代を越えており，国立病院機構入院中の患者では 40 歳を超える患者もいる．

　現在 exon スキッピング療法の治験も始まっており，将来的には遺伝子治療も可能となるかもしれない．

Chapter 2 診断トレーニング ～症例問題と実臨床での対応～

# Case 6

### Profile

- 25歳，男性
- 現病歴：満期正常分娩．中学生までは日常生活に支障を感じていなかったが，体育は不得意で，特に鉄棒が苦手，急に走り出そうとすると下肢にこわばりを感じることがあった．高校生のころから声が鼻に抜ける，ペットボトルのフタを開けにくい，つまずきやすいなどの症状に気づいたが放置していた．大卒後就職したが，日中の眠気と疲労感が強く退職．24歳ころから羞明が出現し，眼科で白内障と診断された．手術前の検査で，血清CKが軽度高値（360IU/L）で，構音障害や頸部（胸鎖乳突筋）・手指筋力低下を認めることから神経筋疾患を疑われ神経内科に紹介された．
- 既往歴：滲出性中耳炎
- 家族歴；近親婚はなし．血縁者に明らかな神経筋疾患患者はいない．父は糖尿病と高脂血症で内服加療中．父方叔父は40歳代で白内障の手術歴があり，睡眠時無呼吸でCPAPを受けている．父方祖父は60歳代で突然死．
- 神経学的所見：顔貌は図1に示した．開鼻声で軽度呂律困難．起立・歩行は自立だが，片足起立不安定，臥位で頭部挙上不能，腹筋での起き上がりも不能．ピンチ力が弱く，強く手を握ると素早く開きにくい（図2）．腱反射は減弱し，病的反射，感覚障害は認めず．
- 検査所見
  検血：RBC 511万/$\mu$L, Hb 15.4g/dL, Ht 47.4%, WBC 4,400/$\mu$L, Plt 19.7万/$\mu$L
  生化学：CK 490U/L, AST 30U/L, ALT 34U/L, $\gamma$-GTP 90U/L, BUN 11.1mg/dL, Cr 0.76mg/dL, UA 6.2mg/dL, Ca 9.5mg/dL, IP 3.6mg/dL, FBS 84mg/dL, HbA1c 5.5%, T.Chol 267mg/dL, TG 195mg/dL, IgG 740mg/dL, BNP 12.9pg/mL, TSH 3.21$\mu$U/mL, $FT_3$ 3.08pg/mL, $FT_4$ 1.19ng/dL
  呼吸機能検査：FVC 3,720mL, %FVC 91.4%, FEV1% 87.9%

**Q1** 図2の現象を何というか．
   a. 猿手
   b. テタニー（産科医の手）
   c. 把握ミオトニア（筋強直現象）
   d. ジストニア（書痙）
   e. 筋膨隆現象（マウンディング現象）

　強い筋収縮や刺激で持続的な活動電位が誘発される現象をミオトニア（筋強直現象）と呼ぶ．筋肉の興奮収縮連関にかかわるチャネルの機能異常によって引き起こされる．臨床的には強収縮後に弛緩しにくい「把握ミオトニア」と筋腹の叩打刺激で持続的収縮が起きる「叩打ミオトニア」が，電気生理学的には筋電図で針刺入時に持続的活動電位が惹起される「ミオトニア放電」が知られる．ミオトニアを認める代表的疾患には筋強直性ジストロフィーや先天

160

B. 筋疾患

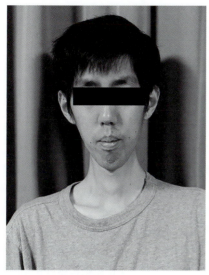

図1 症例の顔貌

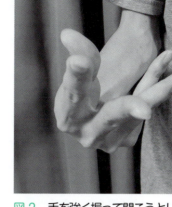

図2 手を強く握って開こうとしているところ

性ミオトニア，パラミオトニア，Schwartz-Jampel 症候群などがある．

テタニーは低 Ca により末梢神経の興奮性が亢進して生じる筋の有痛性痙攣で，感覚神経の過興奮（知覚過敏，異常感覚など）も伴うことが多い．筋膨隆現象は甲状腺機能低下症などで筋腹を叩いたときに局所が膨隆する現象で叩打ミオトニアに似るが，収縮した筋からは活動電位が得られない点で異なる

【Q1】答　c

**Q2** 顔貌について，この疾患でみられる可能性の低い所見はどれか．

a. 兎眼・睫毛徴候
b. 舌の線維束性収縮
c. 口笛困難（口唇閉鎖不良）
d. 前額部禿頭
e. 副鼻腔炎

筋強直性ジストロフィーの患者は症状の自覚が乏しいため，未診断で麻酔や治療を受けてトラブルが生じることもある．このため，診察・問診時に顔貌やミオトニアなどの特徴に気づいて本症を想起できるかどうかが重要となる．写真（図1）は，「斧様顔貌」と称される咀嚼筋・胸鎖乳突筋萎縮による細長い特徴的顔貌で，前頭部禿頭を伴うことが多い．眼輪筋や口輪筋がおかされ兎眼・睫毛徴候，口唇閉鎖力低下（口笛困難）がみられるほか，舌萎縮・歯列不整（歯列弓狭小）・開咬を伴ない，咀嚼・嚥下障害の一因となる．眼瞼挙筋も障害されやすく，眼瞼下垂と兎眼が併存することが多いのも特徴である．眼症状として若年発症の白内障，耳鼻科領域では鼻咽喉閉鎖不全，副鼻腔炎，中耳炎，難聴も多い．

本症では下位運動神経は障害されないため，線維束性収縮は認めない．

【Q2】答　b

Chapter 2　診断トレーニング ～症例問題と実臨床での対応～

**Q3** この疾患で定期的に評価すべき項目ではないものはどれか.

a. 心電図（ホルター心電図）

b. 睡眠時呼吸機能検査

c. 嚥下機能評価

d. 胸部 X 線

e. 針筋電図

　筋強直性ジストロフィーは全身の合併症を伴う（表 1）ため，集学的医療管理が重要である．生命予後に大きな影響を及ぼすものとして，呼吸障害（低酸素血症・無呼吸・咳嗽能低下），心伝導障害・不整脈，嚥下機能障害がある．呼吸調節機能障害のため，肺活量が正常範囲でも呼吸障害が高頻度に存在すること，不整脈は就寝中に徐脈や房室ブロックの出現が多いことから，12 誘導心電図や呼吸機能が正常でも，ホルター心電図や睡眠時呼吸機能評価を定期的に行う．嚥下機能障害についても，咳嗽反射が起きずに誤嚥に無自覚な例が多いため，嚥下評価や胸部 X 線を定期的に実施し，早期発見と適切な介入が重要である．歯列不整や刷掃（歯磨き）能力低下から，口腔衛生が不良な患者も多いため，誤嚥性肺炎予防のうえで定期的な歯科受診も重要である．

【Q3】答　e

表1　**筋強直性ジストロフィーにみられる多臓器障害**

| | |
|---|---|
| 嚥下機能障害 | 咀嚼嚥下筋障害，鼻咽頭閉鎖不全，無気肺・誤嚥性肺炎 |
| 呼吸機能障害 | 低酸素血症・無呼吸，呼吸不全，咳嗽機能低下 |
| 心臓 | 心伝導障害，洞不全，不整脈 |
| 中枢神経系 | 白質脳症，社会的認知機能障害・認知症，日中過眠症・易疲労性 |
| 眼科領域 | 白内障，網膜色素変性症，眼瞼下垂，外眼筋麻痺 |
| 耳鼻科領域 | 難聴，中耳炎・真珠腫，副鼻腔炎 |
| 歯科領域 | 歯列不整，開咬，歯石・齲歯，歯周病 |
| 脂質糖代謝 | インスリン抵抗性・耐糖能障害，高脂血症 |
| 肝胆膵 | 脂肪肝，胆石・胆嚢炎，慢性膵炎 |
| 消化管 | 食道拡張，胃食道逆流，便秘，イレウス，巨大結腸症 |
| 内分泌 | 甲状腺機能異常 |
| 腎臓 | 腎機能障害 |
| 皮膚 | 禿頭，石灰化上皮腫 |
| 生殖器 | 女性生殖器腫瘍，精巣萎縮 |
| 骨代謝 | 骨樋代，後縦靱帯骨化症 |
| その他 | 末梢神経障害，免疫グロブリン（IgG）低下，各種腫瘍（良性・悪性） |

B. 筋疾患

## 診　断

### 筋強直性ジストロフィー

　筋強直性ジストロフィーは，ミオトニアや特異的な罹患筋分布（手指・足底筋，胸鎖乳突筋，咀嚼筋優位の筋力低下）に加え，多臓器疾患という特徴を有す．

　本症には *DMPK* の3'非翻訳領域の CTG 繰り返し配列延長により生じる1型と *CNBP* のイントロン1の CCTG 反復配列の延長により生じる2型が知られているが，日本ではほとんどが1型である．繰り返し配列の長さと発症年齢・重症度には一定の相関があり，延長が強いほど若年発症・重症の傾向がある．1型では，子世代が親世代より発症年齢が低く重症度が高くなる表現促進現象が知られており，生殖細胞の形成段階（減数分裂）で延長が起きやすいためとされている．特に，女性で大きな変化が起こりやすいため，軽症女性患者でも妊娠異常や先天性児を生じるリスクが高く，妊娠前から十分な遺伝カウンセリングと体制準備が欠かせない．

　ひとつの遺伝子の変異で多数の臓器がおかされる原因については，*DMPK* や *CNBP* の繰り返し配列部は MBNL や CUG-BP などの RNA 調節因子の制御を受ける部位で，この部分が著明に延長すると RNA 調節因子の機能が障害され，その制御を受ける多数の遺伝子に発現（splicing）異常をきたすことがあげられている．実際，本症で splicing 異常がみられる遺伝子としては，ミオトニア現象の原因となるクロライドチャネル（CLCN1）[1]，インスリン抵抗性の原因となるインスリン受容体，不整脈の原因となるナトリウムチャネル（SCN5A）[2] など100種類以上にも及ぶ．

　本症は筋ジストロフィーのなかでは最も有病率が高く（人口1万人あたり1名程度），多臓器障害のために，あらゆる診療科を受診している[3]．本症の診断は，問診・診察で本症の特徴的所見に気づくことが重要となる．われわれは本症のスクリーニング法を公表（http://plaza.umin.ac.jp/~DM-CTG/screen.html）[4] しているが，顔貌的特徴は診断のキーのひとつであり，記憶にとどめておかれたい．

　本症の生命予後は，他の神経筋疾患に比べて改善が乏しい．これは，多臓器障害に対する理解と集学的管理が不十分なこと，患者の自覚が乏しく医療コンプライアンスが低いことが大きな原因である．神経内科・小児神経科を中心として，関連科・機関が連携し多臓器障害に対する定期的評価と適切な介入を行うことが重要である．

### 文献

1) Mankodi A et al：Expanded CUG repeats trigger aberrant splicing of ClC-1 chloride channel pre-mRNA and hyperexcitability of skeletal muscle in myotonic dystrophy. Mol Cell **10**：35-44, 2002
2) Freyermuth F et al：Splicing misregulation of SCN5A contributes to cardiac-conduction delay and heart arrhythmia in myotonic dystrophy. Nat Commun **7**：11067, 2016
3) 松村　剛ほか：大阪府下筋強直性ジストロフィー患者の受療動向調査．臨床神経学 **51**：677-682, 2011
4) Matsumura T et al：A simple questionnaire for screening patients with myotonic dystrophy type 1. Neurol Clin Neurosci **2**：97-103, 2014

Chapter 2 診断トレーニング 〜症例問題と実臨床での対応〜

# Case 7

## Profile

- 26歳，男性
- 現病歴：出生発達異常なし，スポーツは得意だったが20歳ころには友人たちに走りが追いつけなくなっていた．25歳，つまずいて転倒するようになり，これまで問題なかった仕事上のはしご昇りが難しくなった．同僚から歩行がおかしいといわれた．26歳，神経内科を受診，握力18kg，徒手筋力テストで頸部屈曲4，肘屈曲4，膝関節伸展5，屈曲2，足関節背屈1，底屈3，下腿，特に前面優位の筋萎縮を認めた．歩行時はやや後傾で両膝が外転した状態での鶏歩であり，針筋電図では筋原性変化，神経伝導速度検査では下肢の複合運動活動電位の振幅低下であった．クレアチンキナーゼ値は1,025 IU/L．呼吸機能・心機能に異常はなかった．明らかな家族歴・血族婚はない．筋CT（図1）と筋病理所見（図2）を示す．

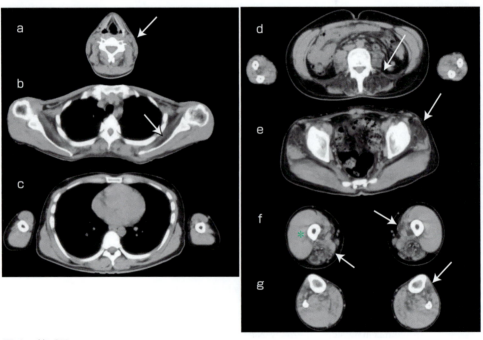

図1 筋CT

B. 筋疾患

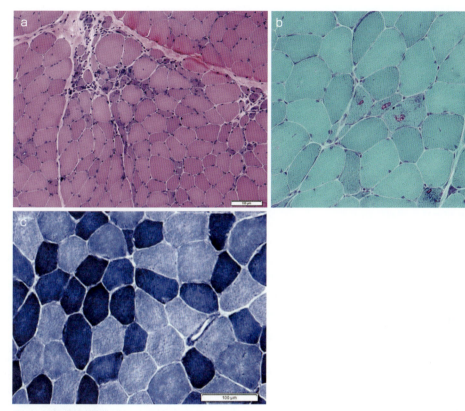

**図2　筋病理所見**
a：HE 染色
b：modified Gomori-Trichrome 染色
c：NADH 染色

**Q1** 筋 CT の所見で正しいものはどれか．2 つ選べ．
　　a．中殿筋の脂肪置換がある
　　b．大腿四頭筋は萎縮している
　　c．前脛骨筋は保たれている
　　d．大腿の内転筋の障害が目立つ
　　e．下腿の仮性肥大を認める

　この骨格筋 CT では胸鎖乳突筋（a 矢印），肩甲下筋（b 矢印），腰部傍脊柱筋（d 矢印），中殿筋（e 矢印），大内転筋（f 矢印）や大腿屈筋群（f 矢尻），前脛骨筋（g 矢印）の萎縮と脂肪置換が明らかで，大腿四頭筋（f ＊部分）が保たれている．大腿四頭筋が保持されることはこの疾患の障害分布の最も特徴的な点であり quadriceps-sparing myopathy という別名もある[2]．

【Q1】答　a，d

Chapter 2 診断トレーニング ～症例問題と実臨床での対応～

**Q2** 図2の筋病理所見について誤っているものはどれか.
　　　a. 縁取り空胞を認める
　　　b. 炎症細胞浸潤はみられない
　　　c. 大小不同と内在核線維がみられる
　　　d. 壊死再生線維を認める
　　　e. ネマリン小体を認める

　筋病理所見では,一般的に筋原性変化である大小不同や内在核,間質開大(図2a)とともに,modified Gomori-Trichrome 染色でみられる縁取り空胞(図2b)を特徴とする[1,2].炎症細胞浸潤や筋原線維間網の乱れ,ネマリン小体はみられない.

【Q2】答　e

**Q3** この疾患について正しいものはどれか.3つ選べ
　　　a. シアル酸合成酵素の変異により生じる
　　　b. 常染色体潜性(劣性)遺伝形式を取る
　　　c. 頻度の高い合併症は心筋障害である
　　　d. 病状は進行性である
　　　e. 末期になっても呼吸障害は生じない

　症状は進行性で重症例では顔面筋以外のすべての筋力を消失し,呼吸筋力低下のため人工呼吸器の利用を必要とする場合がある.呼吸障害は歩行不能後にしか生じない.進行はゆるやかと記載されているテキストも多いが,確実に悪化し軽症例では歩行障害,重症例では体幹保持機能や呼吸障害が経年的に進行する[8,9].本症例では初診の5年後に独歩困難で杖歩行となった.一方高度の心筋障害や不整脈は一般的には生じない.シアル酸合成酵素の活性低下により生じ,実験的にはシアル酸補充療法が有効で,そのほかにも遺伝子治療などの可能性が示されている[10].疫学や治療などの詳細情報は神経筋疾患患者登録(Remudy,http://www.remudy.jp)でみることができる.

【Q3】答　a,b,d

## 診断

### GNEミオパチー（縁取り空胞を伴う遠位型ミオパチー）

　20歳前後で発症し緩徐に進行する疾患で,大腿四頭筋が保たれ前脛骨筋や内転筋,中殿筋に強い障害を認めており,筋生検で縁取り空胞がみられている.発症様式・罹患分布を取り,筋生検所見で縁取り空胞がみられる疾患であることからGNEミオパチー(縁取り空胞を伴う遠位型ミオパチー)と診断できる[1,2].シアル酸合成の律速酵素であるGNE遺伝子のホモないし複合ヘテロ変異により発症する[3~7].生命予後に関係する合併症は先天性筋疾患のなかでは比較的少ないが,重症例では四肢麻痺と呼吸障害を呈する[8].内転筋と前脛骨筋が弱いことから,股関節を開いた状態での下垂足となり独特な歩容("尊大な歩行"と称されることがある)を呈する.鑑

B. 筋疾患

別診断は成人発症の遠位優位のミオパチー（筋原線維ミオパチー，ネマリンミオパチーの一部など），末梢神経障害や下位運動ニューロン疾患であり，罹患筋の分布や筋病理所見，神経生理検査が鑑別に有用である．

### 文献

1) Nonaka I et al：Autosomal recessive distal muscular dystrophy：a comparative study with distal myopathy with rimmed vacuole formation. Ann Neurol **17**：51-59, 1985

2) Argov Z, Yarom R："Rimmed vacuole myopathy" sparing the quadriceps. A unique disorder in Iranian Jews. J Neurol Sci **64**：33-43, 1984

3) Nishino I et al：Distal myopathy with rimmed vacuoles is allelic to hereditary inclusion body myopathy. Neurology **59**：1689-1693, 2002

4) Eisenberg I et al： The UDP-N-acetylglucosamine 2-epimerase/N-acetylmannosamine kinase gene is mutated in recessive hereditary inclusion body myopathy. Nat Genet **29**：83-87, 2001

5) Kayashima T et al： Nonaka myopathy is caused by mutations in the UDP-N-acetylglucosamine-2-epimerase/N-acetylmannosamine kinase gene (GNE). J Hum Genet **47**：77-79, 2002

6) Keppler OT et al：UDP-GlcNAc 2-epimerase：a regulator of cell surface sialylation. Science **284**：1372-1376, 1999

7) Malicdan MC et al：Recent advances in distal myopathy with rimmed vacuoles (DMRV) or hIBM：treatment perspectives. Curr Opin Neurol **21**：596-600, 2008

8) Mori-Yoshimura M et al：GNE myopathy：a prospective natural history study of disease progression. Neuromuscul Disord **24**：380-386, 2014

9) Mori-Yoshimura M et al：Respiratory dysfunction in patients severely affected by GNE myopathy (distal myopathy with rimmed vacuoles). Neuromuscul Disord **23**：84-88, 2013

10) Malicdan MC et al：Recent advances in distal myopathy with rimmed vacuoles (DMRV) or hIBM：treatment perspectives. Curr Opin Neurol **21**：596-600, 2008

Chapter 2 診断トレーニング 〜症例問題と実臨床での対応〜

# Case 8

> **Profile**
> - 24歳，男性
> - 1年ほど前から長距離の歩行で疲れやすいことを自覚するようになった．近医での採血で肝機能異常を指摘されたため消化器科を紹介された．他の検査で肝臓に特に異常を認めず血清CK値が3,506 U/Lだったため脳神経内科に紹介された．既往歴や家族歴に特記すべきものはない．
> - 神経所見では，つま先立ちの筋力低下，下腿屈筋の筋萎縮を認め，アキレス腱反射が他部位より弱い印象だった．外来で骨格筋CT（図1）を施行した．

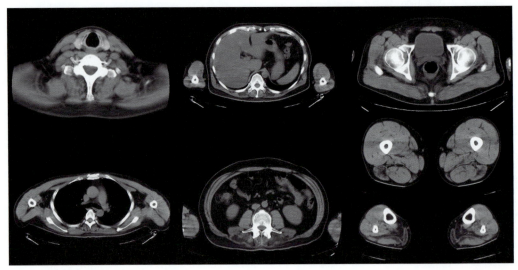

図1 骨格筋CT

**Q1** 本例の骨格筋CTの解釈として正しいのはどれか．
 a. 遠位筋優位の障害であるので神経原性の疾患を考える
 b. 近位筋優位の障害であるので筋疾患を考える
 c. 髄節性の筋障害である
 d. 遠位筋優位の障害であるが障害筋の選択性が顕著であり筋疾患を考える
 e. 骨格筋CTでは特に異常所見は指摘されない

　最近ではMRIを行うことも多くなったが，骨格筋CTは撮影時間が比較的短くしかも全身を一度に評価できる利点がある．骨格筋CTでは通常，障害筋は低吸収となる．
　本例の下肢ではヒラメ筋が最も低吸収で萎縮もあり障害が強く，腓腹筋，特に内側頭，次いで大腿二頭筋が低吸収である．腰部の傍脊柱筋も低吸収域が目立つ．

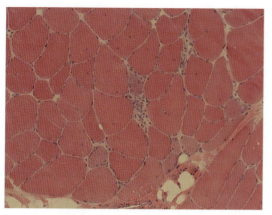
図2 HE染色

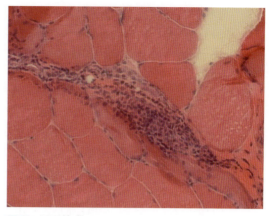
図3 HE染色

　筋疾患では障害筋の選択性が大きいことが特徴的である．
　大腿直筋の筋生検を施行したところ，HE染色で図2の所見を，一部に図3の所見が得られた．

【Q1】答　d

**Q2** 筋生検所見からいえることはどれか．
　　a. ほとんど異常所見はみられない
　　b. 神経原性の所見といえる
　　c. 細胞浸潤がみられるため筋炎といえる
　　d. 縁取り空胞がみられるミオパチーの所見といえる
　　e. 壊死，再生がみられ，ジストロフィーの所見といえる

　本筋生検所見では，筋線維の大小不同，中心核の増加，脂肪織の増加，壊死，再生がみられ組織学的にはジストロフィーの所見といえる．また縁取り空胞などはみられなかった．群萎縮のような神経原性の変化も認められない．
　図3では細胞浸潤がみられるが血管周囲にとどまり，非壊死細胞への浸潤はみられなかった．筋ジストロフィーにおいても反応性の細胞浸潤はしばしば存在する[1]ため，この所見のみから直ちに筋炎と診断するのは危険であり，筋炎の検索にはMHCの免疫染色での詳細な検討も必要である．なお筋生検に関する事項は膨大であり，本書の筋の組織学的検査の項や文献1なども参照してほしい．

【Q2】答　e

### 診　断

#### 三好型ミオパチー（三好型遠位型筋ジストロフィー）

　三好型ミオパチー（三好型遠位型筋ジストロフィー）はわが国の三好和夫らの記載により臨床

Chapter 2 診断トレーニング 〜症例問題と実臨床での対応〜

型が確立された疾患であり，常染色体劣性の遺伝形式を示す．原因遺伝子は第2番染色体短腕2p13に存在するdysferlin（ジスフェルリン）である．肢帯型筋ジストロフィー2B型や，distal myopathy with anterior tibial onsetあるいはdistal anterior compartment myopathyと呼ばれる前脛骨筋の障害を特徴とする筋ジストロフィーもdysferlin遺伝子変異により発症し，dysfer-linopathy（ジスフェルリン異常症）という疾患概念が確立された[2]．

　三好型ミオパチーは初期につま先立ちの困難を示す下腿屈筋の障害が目立つという．筋疾患のなかではかなり特徴的な症状がみられるため臨床診断が比較的可能であると思われる．下腿屈筋の筋力の評価は立位で行うのが大切である．筋病理所見はジストロフィーの所見である．したがって三好型遠位型筋ジストロフィーという方が正確であろう．本疾患は細胞浸潤がみられることもあるため多発筋炎と間違えられていることがある．抗dysferlin抗体による免疫染色も可能である．完全に欠損しているとdysferlinopathyの可能性がかなり高い．最終的な確定診断はいまだ研究レベルではあるが遺伝子変異の確認になる．

　なお本来であれば診断経過中，筋電図検査も行われるであろうが設問作成の都合上省略した．筋電図では筋原性の所見を呈する．

**文献**
1) 埜中征哉：炎症性筋疾患．臨床のための筋病理，第4版増補，日本医事新報社，東京，p.190-203，2014
2) GeneReviews® [Internet]：Dysferlinopathy
https://www.ncbi.nlm.nih.gov/books/NBK1303/［2019年4月21日閲覧］

B. 筋疾患

# Case 9

**Profile**
- 28歳, 男性
- 小学生のころより走るのが苦手で, 階段の上り下りに時間がかかっていた. また, よく転倒もした. 25歳ころよりしゃがみ立ちができなくなり, 階段の上り下りに手すりが必要になった. 既往歴, 家族歴に特記すべきものはない.
- 身長 169 cm, 体重 46 kg, 血圧 120/72 mmHg, 脈拍 90/分・整
- 顔貌は細長く, 高口蓋が認められた. 顔面筋の筋力低下, 近位筋優位の四肢筋力低下と筋萎縮, 動揺性歩行, 深部腱反射低下が認められた. 感覚障害は認めない.
- 診断目的で左上腕二頭筋から筋生検を実施した. 組織染色 (ゴモリ・トリクローム変法) の写真を示す (図1).

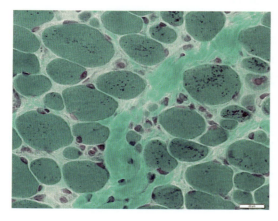

図1 組織染色

**Q1** 本例の筋病理所見で正しいのはどれか.
 a. 群集萎縮がみられる
 b. 壊死・再生線維が散見される
 c. 線維化がみられる
 d. 内在核線維の増加がみられる
 e. 非壊死線維周囲の細胞浸潤がみられる

　筋線維は大小不同が顕著であり, 間質が開大し, ゴモリ・トリクローム変法で淡青緑色に染色される結合組織の増生が認められる. 神経原性変化の特徴のひとつである群集萎縮, 筋ジストロフィーの特徴である壊死・再生線維, 内在核線維はみられない. 炎症性筋疾患で認められる非壊死線維周囲の細胞浸潤は本症例ではみられない.
　この生検筋の電顕を施行したところ, 筋線維内に図2のような所見が得られた.

【Q1】答　c

Chapter 2 診断トレーニング 〜症例問題と実臨床での対応〜

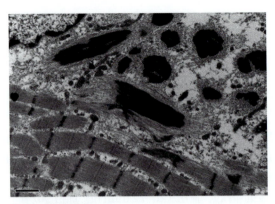

図2 電顕写真

**Q2** この電顕写真でみられる構造物は何と呼ばれるか.
 a. Cytoplasmic body
 b. Nemaline rod
 c. Reducing body
 d. Rimmed vacuole
 e. Tubular aggregate

　電顕所見では，Z線と同様の構造と電子密度を持つネマリン小体が認められる．しばしばZ線とつながっている．Cytoplasmic body は中央にZ線と同じ電子密度を持ち，周辺にフィラメント様構造が認められる．Reducing body は核と似た構造を示し，核よりやや電子密度の高い構造物で，核周囲にみられることが多い．Tubular aggregate は周期性四肢麻痺などでみられる小管の集合したもので筋鞘膜下にみられることが多い．

【Q2】答　b

**Q3** 本例で見出される可能性が最も高い変異遺伝子はどれか.
 a. *DMD*（ジストロフィン遺伝子）
 b. *DYSF*（ジスフェルリン遺伝子）
 c. *NEB*（ネブリン遺伝子）
 d. *PMP22*（PMP22遺伝子）
 e. *RYR1*（1型リアノジン受容体遺伝子）

　ネマリンミオパチーの原因遺伝子として最も頻度が高いのがサルコメア構成巨大蛋白質ネブリンをコードする *NEB* である．*DMD* は Duchenne 型/Becker 型筋ジストロフィー，*DYSF* は肢帯型筋ジストロフィー2B型および三好遠位型ミオパチー，*PMP22* は Charcot-Merrie-Tooth 病1A などの遺伝性ニューロパチー，*RYR1* はセントラルコア病ならびに悪性高熱の原因遺伝子である．

【Q3】答　c

B. 筋疾患

## 診 断

### ネマリンミオパチー

ネマリンミオパチーは先天性ミオパチー（指定難病 111）のなかで頻度の高い疾患である．筋病理所見上，図 1 でみられるようなゴモリ・トリクローム変法で筋細胞内の赤紫色の桿状〜顆粒状のネマリン小体の存在を特徴とする．

臨床的には，生下時より呼吸障害，哺乳障害を示し，生命予後の悪い乳児重症型，乳児期早期より筋緊張低下，筋力低下があり，発育，発達の遅れがあるが筋症状は非進行性もしくは緩徐進行性の良性先天型，成人期以降に発症する成人型に分類される．細長い顔，高口蓋，胸郭異常などを認め，時に急速に進行し呼吸不全を呈することがあるので注意が必要である．

常染色体優性，または常染色体劣性遺伝形式を示すが，孤発例も多い．原因遺伝子のうち，最も頻度が高いのが *NEB* の変異であり，半数以上を占めるとされている．乳児重症型では α アクチン遺伝子（*ACTA1*）変異が多い．

現在，根治的な治療法はなく，必要に応じて対症療法が行われる．

Chapter 2　診断トレーニング ～症例問題と実臨床での対応～

# Case 10

### Profile

- 40歳, 男性
- 30歳ころから時々息苦しい感覚に襲われるようになった. 内科で検査を受けたが, 異常はみつからず, 日常生活上大きな支障はなかったので, そのまま放置していた. 最近になって息苦しさを自覚する回数が増えたため近くの内科を受診したところ低酸素血症を指摘された. 呼吸器には異常がみつからず, 原因として神経筋疾患が疑われたため当科に紹介された. 既往症に外斜視があり, 32歳時に眼科で外眼筋手術を受けている.
- 神経学的所見では, 軽度の両眼瞼下垂(本人はもともとの顔貌であると自覚していた), 両眼球運動制限を認めたが, これらの筋症状に明らかな日内変動はなく, 安静によって軽快することもなかった. 病歴をよく確かめると, 最近時々むせるようになったかも知れないと話した. 徒手筋力検査で 4/5 レベルの頸部筋力低下と握力低下(右21kg, 左19kg)を認めた. 両側の背側骨間筋に軽度の萎縮を認めた. 四肢腱反射は正常で, 病的反射は認めず, 感覚は正常であった. 末梢神経伝導検査の結果は表1のとおりである.

#### 表1-1　運動神経伝導検査

| | Distal latency (ms) | Amplitude (mV) | MCV (m/s) |
|---|---|---|---|
| Lt. median nerve | 3.1 | 3.2 | 52 |
| Lt. ulnar nerve | 2.7 | 1.7 | 55 |
| Lt. fibular nerve | 5.4 | 7.8 | 48 |
| Lt. tibial nerve | 5.0 | 8.2 | 49 |

#### 表1-2　感覚神経伝導検査

| | Distal latency (ms) | Amplitude ($\mu$V) | SCV (m/s) |
|---|---|---|---|
| Lt. median nerve | 3.0 | 12 | 52 |
| Lt. ulnar nerve | 2.3 | 16 | 55 |
| Lt. sural nerve | 4.2 | 10 | 54 |

**Q1** 本例の末梢神経伝導検査の解釈について正しいのはどれか.

- a. 運動神経伝導速度(motor conduction velocity：MCV)が低下している
- b. 複合筋活動電位(compound muscle action potential：CMAP)の振幅が低下している
- c. 運動神経の遠位潜時(distal latency)の延長がみられる
- d. 感覚神経伝導速度(sensory conduction velocity：SCV)が低下している
- e. 感覚神経活動電位(sensory nerve action potential：SNAP)の振幅が低下している

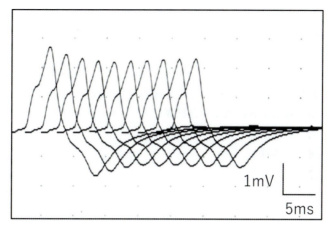

図1 右小指外転筋を被検筋として施行された RNS

　神経学的所見として握力の低下や手内筋の萎縮が記載されているが，これに対応して上肢の CMAP の低下がみられる．遠位潜時の延長や MCV の低下はみられない．感覚神経伝導検査にはまったく異常がみられない．病歴，神経学的所見，末梢神経伝導検査の結果から下位ニューロン以下の運動系の障害が疑われる．

　眼症状を認めたため，反復刺激試験（repetitive nerve stimulation：RNS）を施行したところ，図1のような所見が得られた．

【Q1】答　b

**Q2** ここまでの検査所見から鑑別にあげられる疾患はどれか．2つ選べ．
a. 運動ニューロン疾患（motor neuron disease：MND）
b. ミトコンドリア脳筋症
c. 筋強直性ジストロフィー
d. ネマリンミオパチー
e. 重症筋無力症（myasthenia gravis：MG）

　RNS は通常，鼻筋，僧帽筋，手内在筋などを被検筋として施行される．RNS における減衰率は，第1刺激における CMAP の振幅に対する，後続する CMAP のうちの最小振幅の比率（％）で表現する．通常，刺激頻度3Hz で10回の電気刺激を行い，減衰率が10％以上になった場合を異常とする（abnormal decrement）．3Hz の刺激では4あるいは5発目でアセチルコリンの放出量が最低になるため，1発目に対する4あるいは5発目の比率を減衰率と定義する．図1の減衰率は18％で，明らかな abnormal decrement と判定できる．
　MG における RNS の異常検出率は，全身型で70〜80％，眼筋型で約40％とされているが，abnormal decrement を呈する他疾患を除外できない．特に MND では，被検筋によっては MG よりも高率に異常を呈すると報告されている[1]．この時点では，本例にみられる軽度の眼瞼下垂や外斜視の既往は今回の主訴との因果関係が不明であるため，MND は鑑別疾患にあげるべきである．

**Chapter 2** 診断トレーニング 〜症例問題と実臨床での対応〜

外眼筋麻痺や頸部筋力が低下する疾患として，b，c，d があげられるが，一般にミオパチーでは RNS で abnormal decrement を認めることはない.

【Q2】答　a，e

**Q3** Q2 の 2 疾患を鑑別するうえで，最も有用な検査はどれか.
　　　a. 塩酸エドロホニウム試験
　　　b. 髄液検査
　　　c. 筋生検
　　　d. 針筋電図
　　　e. 筋 CT 検査

塩酸エドロホニウム試験は神経筋接合部障害を調べるために用いられる最も標準的な薬理学的試験である[2]. MG における診断感度は全身型でも，眼筋型でも比較的高いが，薬理学的な機序から考えても特異度は必ずしも高くはない. 抗 MuSK（muscle-specific receptor kinase）抗体陽性の MG（MuSK-MG）が鑑別疾患にあげられる場合は，コリンエステラーゼ阻害薬によって筋症状が増悪することがあるので，MG と MND を鑑別するために積極的に行うべきではない.

髄液検査では，両者とも正常所見を呈することが多く，筋 CT 検査によって筋萎縮の分布が明らかになっても両者を鑑別することはできない. 筋生検では，生検部位の限られた病理所見しか得られず，両者を鑑別するために優先的に行う検査とはいえない. MG か MND かの鑑別には針筋電図による全身的な検索が最も有用である.

【Q3】答　d

## 診　断

### 抗 MuSK 抗体陽性重症筋無力症（MuSK-MG）

本例は，入院時の免疫学的検査から抗 MuSK 抗体が陽性であると判明し，MuSK-MG と診断された. 日本の MG は約 80〜85％が抗 acetylcholine receptor（AChR）抗体陽性 MG（AChR-MG）で，残りの数％が MuSK-MG である[3]. MuSK 蛋白は，神経終末から agrin-Lrp4 のシグナルを，細胞内から Dok-7 のシグナルを受けて AChR を 1 ヵ所に集中させ（clustering），神経筋接合部を形成する重要な役割を持っている. MuSK-MG は，AChR-MG と比べて嚥下障害やクリーゼの頻度が高率であるという臨床的特徴が明らかになっている. また，一部の患者では非可逆性の筋萎縮を呈するといった特徴が報告されている. MuSK 抗体のサブクラスは補体活性化作用のない IgG4 であり，AChR-MG と異なり神経筋接合部の病理所見では補体介在性の運動終板膜破壊がみられない. MuSK-MG の病態には clustering の障害が示唆されているが，真の発症機序は不明である.

MG の症状があり，MuSK 抗体が陽性であれば，MuSK-MG と診断することができる. しかし，MuSK-MG は時に日内変動や易疲労性を伴わない筋症状や，筋萎縮を呈することがあるため，自己抗体の検索が行われないまま，他の神経筋疾患と誤診されていることがある.

MG において最も鋭敏に神経筋接合部障害を検出する電気生理学的検査は単線維筋電図（single

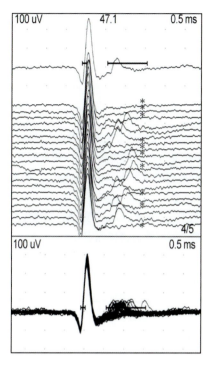

図2 MNDの胸鎖乳突筋から記録されたabnormal jitter

jitter値（mean consecutive difference：MCD）は163μsで，明らかな異常高値である．20回の連続記録中10回でblock（*）がみられる．

fiber electromyogram：SFEMG）である．SFEMGを用いると，神経筋伝達による終板電位の発生からシナプス後膜の活動電位の発生までの時間的な揺らぎ（jitter）を計測することができる．MGにおける異常検出感度は全身型，眼筋型ともに90％以上とされているが，特異度が低いため，他疾患でもabnormal jitterを示すことがある[4]．特にMNDの罹患筋では，高率にabnormal jitterが記録される（図2）．

　MuSK-MGでは，胸腺摘除が有効であるというエビデンスはない．MuSK-MGに対しては発症時よりステロイドと免疫抑制薬を併用し，増悪時は単純血漿交換や免疫グロブリン大量静注を積極的に行うことが推奨されている[5]．

## 文献

1) Iwanami T et al：Decremental responses to repetitive nerve stimulation (RNS) in motor neuron disease. Clin Neurophysiol **122**：2530-2536, 2011
2) 日本神経学会重症筋無力症診療ガイドライン作成委員会（編）：重症筋無力症診療ガイドライン2014，南江堂，東京，p.10-17，2014
3) 本村政勝：自己免疫性神経筋接合部疾患の病態と治療．臨床神経学 **51**：872-876, 2011
4) Padua L et al：Reliability of SFEMG in diagnosing myasthenia gravis：Sensitivity and specificity calculated on 100 prospective cases. Clinical Neurophysiol **125**：1270-1273, 2014
5) 日本神経学会重症筋無力症診療ガイドライン作成委員会（編）：重症筋無力症診療ガイドライン2014，南江堂，東京，p.35-37，2014

# Case 11

> **Profile**
> - 31歳，女性
> - 1月ころから階段を昇ることが困難になり，6月ころからは平地でも歩きづらさを感じるようになった．7月には椅子からの立ち上がりが困難となったため受診した．喫煙歴はなく，既往歴・家族歴に特記すべき事項はない．神経学的所見では，下肢近位筋優位の筋力低下を認めたが，筋の強収縮直後に筋力の回復がみられた．
> - 図1は短母指外転筋上に記録電極を置き，正中神経刺激で施行した運動神経伝導検査である．A1は安静時に，B1は10秒間の短母指外転筋の強収縮直後に測定した．

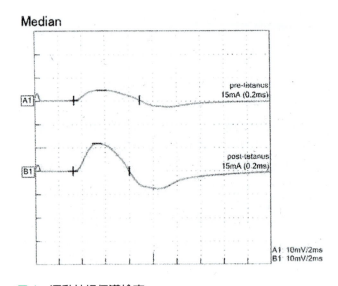

図1 運動神経伝導検査

**Q1** 筋収縮後増強を認める疾患はどれか．2つ選べ．
  a. 多発筋炎
  b. ボツリヌス中毒症
  c. Lambert-Eaton筋無力症候群
  d. 筋萎縮性側索硬化症
  e. 筋強直性ジストロフィー

　末梢神経の電気信号が運動神経終末に達すると，その脱分極でP/Q型電位依存性カルシウムチャネル（voltage-gated calcium channel：VGCC）が開口し，神経終末内へ$Ca^{2+}$が流入す

B. 筋疾患

る．その直後，シナプス小胞膜と神経終末の細胞膜が癒合し，シナプス小胞のなかにあるアセチルコリン（Acetylcholine：ACh）がシナプス間隙へ放出される．この部位は活性帯と定義され，Lambert-Eaton 筋無力症候群（Lambert-Eaton myasthenic syndrome：LEMS）の病変部位である．

　LEMS では，自己抗体によりシナプス前膜の活性帯に存在する P/Q 型 VGCC の数が減少し（receptor down-regulation），$Ca^{2+}$ の流入が減少する．その結果，神経終末から放出される ACh が減少し，筋力低下と自律神経症状が出現する．LEMS では，筋の強収縮により神経終末での $Ca^{2+}$ の累積が生じ，ACh の放出が増すために筋力の回復が起こると考えられる．一方，ボツリヌス毒素は，ACh を蓄えているシナプス小胞膜と神経終末の細胞膜の膜癒合を阻害することにより ACh の放出を抑制する．

【Q1】答　b，c

**Q2** 本例では血清中から P/Q 型電位依存性カルシウムチャネル抗体が検出された．本疾患に特徴的な電気生理学的所見はどれか．2 つ選べ．
- a. 感覚神経伝導検査で SNAP 振幅の低下
- b. 運動神経伝導検査で伝導ブロック
- c. 運動神経伝導検査で終末潜時の延長
- d. 低頻度反復刺激試験で減衰現象
- e. 高頻度反復刺激試験で漸増現象

　近位筋優位の筋力低下と，電気生理学的検査では筋収縮後増強の所見があり，P/Q 型 VGCC 抗体が陽性であることから LEMS と診断できる（表 1）．LEMS の診断には反復刺激試験が有用である．LEMS で最も重要な所見は，複合筋活動電位（compound muscle action potential：CMAP）の振幅低下があることである．次に，2～5 Hz の低頻度刺激では重症筋無力症と同様に減衰現象を認めるが，重症筋無力症では 4，5 刺激目で最小振幅となり，その後は振幅増大に転じることが多いのに対し，LEMS では 1 刺激目から 10 刺激目まで徐々に下がっていく現象がみられる（図 2）．50 Hz の高頻度刺激では低下していた CMAP が回復し，結果的には，2 倍以上の CMAP 振幅の増大を認める．

【Q2】答　d，e

表1　Lambert-Eaton 筋無力症候群の診断基準

A）臨床的特徴
　・四肢近位筋の筋力低下
　・自律神経症状
　・腱反射低下
B）P/Q 型電位依存性カルシウムチャネル抗体
C）反復刺激試験の異常（以下の 3 条件をすべて満たすもの）
　・複合筋活動電位の振幅低下
　・低頻度刺激（1～5Hz）で 10％以上の漸減現象
　・最大随意収縮後，あるいは，高頻度刺激（50Hz）で 100％以上の漸増現象

診断のためには，A）の臨床的特徴に加え，B）または C），またはその両方が存在することが必要である．

（Titulaer MJ et al：Lancet Neurol 10：1098-1107, 2011 [1] を参考に作成）

Chapter 2 診断トレーニング 〜症例問題と実臨床での対応〜

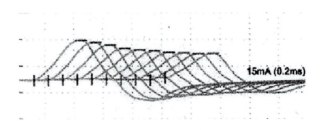

図2 5Hz で施行した反復刺激試験

**Q3** 本疾患で認める可能性の低い所見はどれか.
 a. 眼瞼下垂
 b. 嚥下障害
 c. 小脳性運動失調
 d. 腱反射亢進
 e. 口渇

　LEMS では腱反射低下を伴う. 筋力と同様に, 筋の強収縮後に腱反射の回復をみることがある. 下肢優位の四肢近位筋の筋力低下のほか, 眼瞼下垂や嚥下・呼吸障害も呈しうる. 自律神経症状では口渇が最も多く, 便秘, インポテンツ, 発汗障害を認めることがある. 興味深いことに, 10%未満に小脳性運動失調を合併することが知られている.

【Q3】答　d

## 診 断

### Lambert-Eaton 筋無力症候群

　LEMS は P/Q 型 VGCC 抗体に因る神経筋接合部の自己免疫疾患と考えられている[1〜3]. 稀少疾患であるために正確な有病率は不明であるが, オランダからの報告では, LEMS の有病率は人口 100 万人あたり 2.32 人で, 重症筋無力症 (人口 100 万人あたり 106.1 人) の 1/46 であった[4]. 一方, LEMS は傍腫瘍症候群としての側面を有し, 人種を超えて, LEMS 患者の 42〜61% に小細胞肺癌を合併する[2,3].
　LEMS の診断には, 3 症候である下肢優位の四肢近位筋の筋力低下, 腱反射低下, および自律神経障害に加え, 上述のような特徴的な電気生理学的検査や P/Q 型 VGCC 抗体の検索を行う (表 1)[1]. P/Q 型 VGCC 抗体は LEMS 患者の 85〜90% で検出され, 重症筋無力症やその他の神経疾患では検出されない疾患特異性の高い抗体である[2,3].
　LEMS と診断したら, CT・MRI や腫瘍マーカーを用いて悪性腫瘍の検索を行う. 診断時に悪性腫瘍がみつからない場合, 少なくとも 2 年間は 3〜6 ヵ月毎に腫瘍スクリーニングを繰り返すことが望ましい[1〜3].

B. 筋疾患

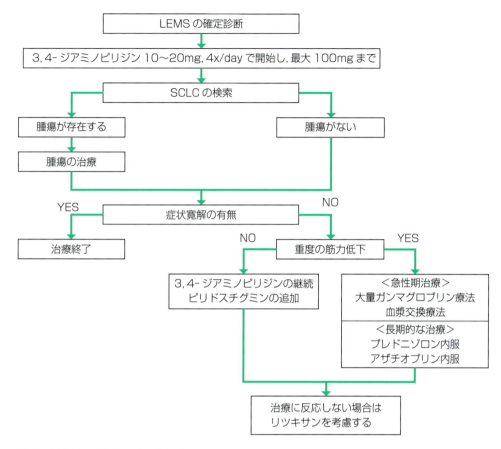

**図3　LEMSの治療アルゴリズム**
（北之園寛子ほか：BRAIN and NERVE 70：341-355, 2017 [3]）を参考に作成）

　LEMSの治療アルゴリズムを図3に示す．悪性腫瘍合併LEMSでは，腫瘍の治療を優先する[1~3]．なぜならば，小細胞肺癌に対する癌治療が，癌だけでなくLEMS症状も改善させるからである．癌治療と並行して，対症療法の第一選択薬は3,4-ジアミノピリジンの内服である．残念ながら，日本では薬として承認されておらず，3,4-ジアミノピリジン試薬を入手し，各施設の倫理委員会の承認を得て使用されている．LEMS発症後2年以上経過した悪性腫瘍非合併LEMS患者には，重症筋無力症の治療に準じてステロイドや免疫抑制薬の内服や，血漿交換療法や免疫グロブリン大量静注療法が行われる（図3）．また，小脳症状を合併するLEMS患者や難治性のLEMS患者に対し，B細胞に発現しているCD20に対するモノクローナル抗体製剤であるリツキシマブの有用性が報告されている[5]．

**文献**

1) Titulaer MJ et al：Lambert-Eaton myasthenic syndrome：from clinical characteristics to therapeutic strategies. Lancet Neurol **10**：1098-1107, 2011

Chapter 2 診断トレーニング 〜症例問題と実臨床での対応〜

2) Motomura M et al：Lambert-Eaton myasthenic syndrome：Clinical review. Clinical and Experimental Neuroimmunology **7**：238-245, 2016

3) 北之園寛子ほか：P/Q 型カルシウムチャネル抗体とランバート・イートン筋無力症候群. BRAIN and NERVE **70**：341-355, 2017

4) Paul W et al：The epidemiology of myasthenia gravis, Lambert-Eaton myasthenic syndrome and their associated tumours in the northern part of the province of South Holland. J Neurol **250**：698-701, 2003

5) Pellkofer HL et al：Favorable response to rituximab in a patient with anti-VGCC positive Lambert-Eaton myasthenic syndrome and cerebellar dysfunction. Muscle Nerve **40**：305-308, 2009

B. 筋疾患

# Case 12

## Profile

- 18歳，男性
- 主訴：四肢脱力
- 病歴：小学校低学年ころより，朝起床時に四肢が動かしにくいことがあり，学校に遅刻気味となった．特に，夕食をたくさん食べ過ぎた翌朝や，激しい運動をした翌朝に調子が悪いことが多かった．今年になり，朝まったく起き上がることができず，救急車で運ばれることが多くなった．救急治療室では，血液検査，頭部CTで異常は指摘されず，点滴治療での安静経過観察で翌日には改善傾向を認めた．麻痺は，1日かけて改善し，入院3日目には退院となった．原因精査目的で当院神経内科に紹介受診となった．
- 家族歴：父親が不整脈で，循環器内科で加療中．父方の叔母は，患者と同様の脱力発作を起こしたことがある．
- 現症：身長158cm．体重53kg．ずいぶんと甲高い声が目立つ．そのほか，脳神経系，運動系，感覚系，自律神経系を含めて，診察上は明らかな神経学的異常所見を指摘できない．

**Q1** 本症例の診断に有用な検査はどれか．2つ選べ．

    a. 甲状腺機能検査

    b. 副甲状腺機能検査

    c. 胸部CT

    d. 針筋電図

    e. スパイロメトリー

　本症例は，病歴より周期性四肢麻痺の一型であることが考えられる．ただし，血清カリウム値などの情報がなく，その病型であるかはっきりはしない．本邦で最多の周期性四肢麻痺は，甲状腺機能亢進症に伴う甲状腺中毒性周期性四肢麻痺である．その鑑別のために，甲状腺機能検査は重要である．

　また，周期性四肢麻痺は，高カリウム性と低カリウム性とがある．高カリウム性の場合には，軽度のミオトニーを合併するため，ミオトニー放電を検索する目的で針筋電図は鑑別に有用である．

　高カリウム性周期性四肢麻痺であれば，骨格筋型電位依存性ナトリウムチャネル遺伝子（*SCN4A* 遺伝子）の変異，低カリウム性周期性四肢麻痺であれば *SCN4A* 遺伝子または，骨格筋型電位依存性カルシウムチャネル遺伝子（*CACNA1S* 遺伝子）の変異を検索する．

　診断のために，神経生理学的検査を行った．結果の一部を図1に示す．

【Q1】答　a，d

Chapter 2 診断トレーニング ～症例問題と実臨床での対応～

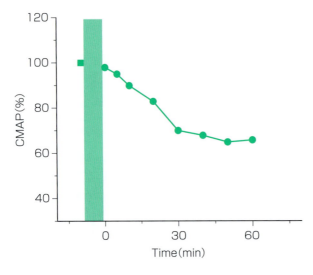

測定前に，基準となる複合筋活動電位（CMAP）の振幅を測定した．
その後の ▇ の帯状の部分は，約5分間の被検筋の運動負荷を示す．運動負荷終了直後のTime 0 minから測定開始とし，CMAPの振幅を計測開始から60分後まで記録した．

図1 prolonged exercise test

**Q2** 図1の検査に関する記述として正しいものはどれか．
a. 被検筋をしっかりと固定してはいけない
b. 結果より，診断は周期性四肢麻痺で間違いない
c. 刺激部位を長時間固定することが必要であり，刺激強度は最大上刺激以上の強度を確保することが勧められる
d. 被検筋をしっかりと冷却することが重要である
e. 検査の正常値は人種によらず一定であり，20%以上の低下で陽性としてよい

　図1は，神経生理検査のうちのひとつであるprolonged exercise testの結果を示している．通常は，小指外転筋を被検筋として，手首での尺骨神経刺激により，複合筋活動電位（compound muscle action potential：CMAP）を誘発する．運動負荷後の遅延性CMAP減少を，麻痺発作の再現としてみる検査である．
　まず，基準となるCMAPを記録し，その後，5分間の筋収縮負荷を与える．小指外転筋の場合には，手指をできるだけ広げて「パー」をする運動を，10～20秒毎に5分間繰り返す．負荷終了直後から，CMAPの計測を開始し，負荷後40～60分まで続ける．長時間の刺激位置の固定と被検筋の等尺性収縮の実現のために固定を要する．刺激位置がずれることで偽陽性を呈しうるため，最大上刺激かそれ以上の刺激で検査を行うことが必須である．筋の冷却は，先天性パラミオトニーなどの検査で行うmuscle cooling test（short exercise testの変法）で行うもので，prolonged exercise testでは行わない．
　同検査でのCMAPの低下は，運動負荷による麻痺発作の再現に相当するため，周期性四肢麻痺の診断に有用である．正常日本人ではCMAP振幅低下は20%以内にとどまるが，正常黒人では40%以上の低下が見られることも報告されており，人種によって正常値が異なることが知られている．また，検査感受性はせいぜい80%程度にとどまるが，遺伝子解析を進めるうえで有用な検査である．

B. 筋疾患

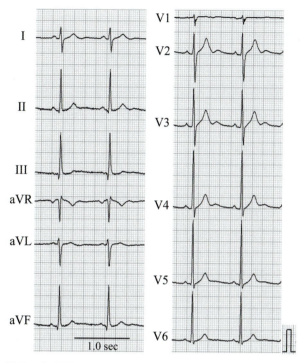

図2　心電図
（提供：獨協医科大学脳神経内科　國分則人先生）

本症例の発作間欠期の心電図を図2に示す.

【Q2】答　c

**Q3** 本症例に合併しやすいものはどれか. 3つ選べ.
　　a. 小顎
　　b. 糖尿病
　　c. 眼間開離
　　d. 把握ミオトニー
　　e. 耳介低位

　図2の心電図では, $V_2$および$V_3$に増高U波を認める. 周期性四肢麻痺発作に, このような心電図異常を合併した場合には, Ansersen (-Tawil) 症候群を想起する. 特に, 麻痺発作中は血清カリウム値が異常を示す症例が多く, 致死性の心室性不整脈などを誘発しかねないため, 注意が必要である.
　Andersen症候群では, 小奇形の合併が知られている. 糖尿病やミオトニーは合併しやすいとはいえない.

【Q3】答　a, c, e

Chapter 2 診断トレーニング 〜症例問題と実臨床での対応〜

## 診　断

### 周期性四肢麻痺（Andersen（-Tawil）症候群）

　本症例は四肢麻痺発作を呈している 18 歳男性である．不整脈の家族歴や血清カリウム値の異常を伴わない四肢麻痺発作，甲高い声などから，Andersen-Tawil 症候群が臨床診断として考えやすい．

　Andersen-Tawil 症候群（ATS）は，四肢麻痺発作，不整脈・心電図異常，骨格小奇形の 3 徴を特徴とする遺伝性疾患である．10 歳前後に，失神などの心発作もしくは麻痺発作で発症することが多い．ミオトニーはない．心電図検診で発見されることもある．3 徴が揃わない不全型も多く，特に不整脈・心電図異常を検出できない場合には診断に苦慮する場合もある．麻痺発作は低 K 性が多いが，正 K 性・高 K 性を示すこともあり，一定ではない．呼吸筋は通常障害されない．ATS は，QT 延長症候群 7 型とも呼ばれることがあるが，心電図上の特徴としては，むしろ心室性不整脈や増高 U 波の頻度が高い．突然死に留意すべきであり，麻痺発作急性期においても，心電図モニターおよび血清カリウム値のモニターを行うことが必須である．奇形としては小顎，両眼間隔の開大，耳介低位，低身長，第 5 指弯曲や，甲高い声などがみられる．精神症状や発達障害の合併は認めない．*KCNJ2* 遺伝子の変異による常染色体優性遺伝形式が最も多い．

　鑑別診断としては，周期性四肢麻痺を起こしうる疾患ということで，甲状腺中毒性周期性四肢麻痺（甲状腺機能亢進症の合併の確認），他の遺伝性周期性四肢麻痺が鑑別に有用な検査となる．

# Case 13

**Profile**

- 61歳，女性
- 35歳時に階段昇降が困難となり，50歳時に肢体型筋ジストロフィーと診断された．55歳時に車椅子による生活が主となり，61歳時に立位保持不能，さらに腰痛や易疲労感などが合併したため精査目的で入院した．既往歴や家族歴に特記すべきものはない．
- 診察所見では頸部と四肢近位部の屈筋が萎縮し，同部位にMMT 3〜4程度の筋力低下があるが，深部腱反射に亢進や低下は認めなかった．
- 血液検査ではAST 23 IU/L，ALT 23 IU/L，CK 69 IU/Lであった．
- 呼吸機能検査でVC 2L，%VC 82.4%，FEV$_{1.0}$% 89.1%と保たれ，心電図や心エコー検査では明らかな異常は認めなかった．
- 上腕二頭筋より筋生検を施行したところ，図1のような所見が得られた．

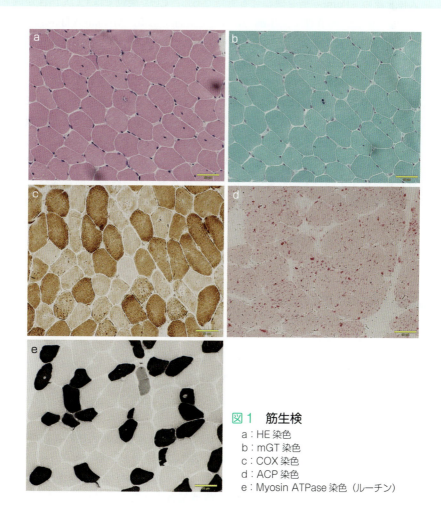

図1　筋生検
　a：HE染色
　b：mGT染色
　c：COX染色
　d：ACP染色
　e：Myosin ATPase染色（ルーチン）

Chapter 2 診断トレーニング ～症例問題と実臨床での対応～

**Q1** 本例の筋病理検査の解釈として正しいのはどれか.

a. ヘマトキシリン・エオジン染色（HE）では，壊死・再生線維が群をなして存在し，筋ジストロフィーを疑う所見である

b. Gomori トリクローム変法（mGT）では，点状のネマリン小体を認め，孤発性成人発症型ネマリンミオパチーを疑う所見である

c. チトクローム c 酸化酵素活性染色（COX）では，局所的に COX 活性が低下している筋線維を多く認め，ミトコンドリア病を疑う所見である

d. 酸ホスファターゼ活性染色（ACP）では，赤染する胞体を認め，Pompe 病を疑う所見である

e. ミオシン ATPase 染色（pH 10.6）では，萎縮したタイプ 2 線維が群をなして存在し，神経原性変化を疑う所見である

　HE 染色では筋線維の大小不同と空胞を持つ線維が 1 本あるのみで，mGT 染色では筋線維内に小空胞を認め，また酸ホスファターゼ（ACP）染色で細胞質内で高活性を示し赤染する封入体を認め，Pompe 病を疑わせる所見である. COX 染色では COX 活性が低下している線維をわずかに認める程度で，年齢的には正常範囲である. Myosin ATPase 染色（pH 10.6）では，Type 2 線維が軽度萎縮しているが group atrophy や fiber type grouping などなく，Type 2C 線維はわずかに認める程度である.

　Pompe 病の筋病理では，大小様々な大きさの空胞の出現を特徴とする. 空胞は自己貪食の過程で分解されなかったグリコーゲンがライソゾーム内に蓄積することによって生じ，乳児型で多くの筋線維に空胞を認め，小児型でも同様に認めるものの空胞の頻度は低い. しかし成人型では乳児型や小児型に典型的な筋線維内の空胞を認めることはむしろまれであり，特に高齢発症例では空胞がまったく認められないこともある. 一方で，ACP 染色での細胞質内封入体は病型を問わず認めることが多く，成人型でも診断の一助となる.

　強い病理変化がある病型でさえも，壊死線維の存在は乏しく，これは血清 CK 値の上昇が少ないことと一致しており，さらに再生線維や再生途上にある Type 2C 線維も乏しく，筋線維の破壊が再生により代償されていないことが示唆される.

【Q1】答　d

**Q2** 本例の診断確定のためにまず行うべき検査はどれか.

a. 遺伝学的検査

b. 肝生検

c. 心筋生検

d. 乾燥濾紙血による GAA 活性測定

e. 生検筋の GAA 活性測定

　本例は，筋病理での酸ホスファターゼ活性陽性細胞質内封入体の存在が Pompe 病の可能性を強く示唆するが，診断確定には別の方法による確認が必要である.

　Pompe 病を疑う例に対しては，筋生検を行う前であれば，乾燥濾紙血による GAA 活性測定を行うことが望ましい. ただし，乾燥濾紙血法はあくまでもスクリーニングであり，筋病

理診断や生化学的検査による診断確定が必要である．生化学的検査には，凍結筋，リンパ球，培養皮膚線維芽細胞などが一般的に用いられる．凍結筋では，グリコーゲン蓄積も確認できる．日本人では健康であるにもかかわらず正常下限域に酵素活性が低下する pseudodeficiency allele（c.1726G＞A，c.2065G＞A）のホモ接合体が人口の約 4％に存在することから，生化学的検査に加えてさらに遺伝学的検査による確認が必要となることも多い．

　本例では，すでに筋生検が行われていることから，次のステップとしては生検筋を用いた生化学検査を行うことが望ましい．本例での生検筋 GAA 活性は 0.9nmoles 4MU/mg/30min（control：2.2〜7.3nmoles 4MU/mg/30min）と著しく低下しており，Pompe 病として診断が確定した．また，補助的に遺伝子解析を行い，GAA 遺伝子に，c.546G＞T のスプライシングバリアントをホモ接合性に認めた．本バリアントは，成人型 Pompe 病を引き起こすバリアントとして，これまで複数例報告されており，本例の経過にも矛盾しないものであった．

　遺伝学的検査は，すでに家系内発症者で変異が同定されている場合などを除き，他の診断的方法を省略して遺伝学的検査のみで診断することは現時点では一般的ではないが，遺伝学的解析のコストが下がってきていることを踏まえると今後は，遺伝学的検査が最初に行われることも考えられる．本例のように Pompe 病が疑われる場合には，pseudodeficiency allele の存在の可能性も踏まえると，生化学的検査と同時または，そのあとに遺伝学的検査を行うことも積極的に検討すべきである．

【Q2】答　e（または a および e）

## 診　断

### 成人型 Pompe 病

　Pompe 病は糖原病のなかで唯一責任酵素がライソゾームに存在する疾患で，糖原病であるとともにライソゾーム疾患，さらには筋疾患でもあり，原発性 acid α-glucosidase（GAA）欠損または活性低下を原因とする常染色体劣性遺伝疾患である．患者発生頻度は民族，国によって異なるが，Ⅱ型全体の発症頻度は 1/40,000（1/14,000〜300,000）と推定されている．

　GAA はライソゾーム内でグリコーゲン分解を行う酵素であるため，GAA が欠損すると，全身の組織のライソゾーム内にグリコーゲンが蓄積し，ライソゾームが拡張し空胞化する．全身の臓器のなかでも特に骨格筋がおかされやすく，重症例では心臓や肝臓もおかされる．

　臨床症状は幅のある連続したスペクトラムを形成すると考えられ，乳児型（古典型），小児型・成人型（遅発型）に分類される．

　乳児型は完全酵素欠損症であり，高度な筋緊張低下，心筋症，肝腫大を呈し，無治療では大半が 1 年半以内に心肺機能不全により死亡する．小児型，成人型では緩徐進行性の近位筋優位の筋力低下が特徴であり，乳児型と異なり通常心筋症は伴わないため，特に成人型では肢帯型筋ジストロフィーや多発筋炎などの筋疾患と臨床的に診断されている例も多く，四肢筋力低下に比べて高度な呼吸障害を呈する場合や CK 上昇に比べて肝逸脱酵素の上昇が高度の場合に積極的に Pompe 病を疑う必要がある．

　一般検査として血清 CK 値，AST，ALD，LDH の上昇がみられるが，AST や ALT の上昇に比べ CK 上昇は軽微であることが多い．乳児型では骨格筋障害と同様に心臓にもグリコーゲン蓄積をきたし肥大型心筋症を反映し胸部 X 線での心肥大，心臓超音波で壁肥厚や駆出率低下，

Chapter 2 診断トレーニング ～症例問題と実臨床での対応～

心電図にて左室肥大，PQ 間隔の短縮，血清 BNP 高値などの心筋症所見を呈する．

　小児型 Pompe 病では病状の進行は比較的緩徐で，2 歳以降では心所見を呈することは少ない．成人型 Pompe 病では心病変は少ないが呼吸筋障害からの肺性心により二次的に心拡大や肺水腫所見を呈することがある．小児型・成人型では呼吸機能検査（スパイロメトリー）にて肺活量と努力肺活量の低下がみられる．本症例では診断時は呼吸機能障害は目立たなかったが，診断の 2 年後に呼吸不全となり非侵襲的陽圧換気療法を導入した．

　骨格筋 MRI では非特異的な所見である一方で，骨格筋 CT は小児型 Pompe 病の初期では大腿（特に大腿直筋，中間・内側広筋，大内転筋，半膜様筋，大腿二頭筋長頭）や下腿（特に前脛骨筋，腓腹筋内側頭）で高吸収域を呈し，同部位からの筋生検では酸ホスファターゼ活性を有する空胞を高率に認める．小児型 Pompe 病の進行例や成人型 Pompe 病では，骨格筋 CT ではむしろ低吸収域や筋萎縮を呈し，小児型 Pompe 病の初期の画像所見とはまったく異なり，本疾患を疑わせる特徴的な所見は乏しい．

　筋病理では，多くの筋線維内に空胞がみられ，HE 染色で紫色，mGT 染色で赤く染まる物質が含まれる．空胞部は酸ホスファターゼ染色で濃く染まり，PAS 染色で巨大化したライソゾームのなかにグリコーゲンが染め出される．乳児型では，巨大な空胞を多数認めるが，成人型では切片内に空胞がみられないこともあるので，空胞を頼りに診断しようとすると見逃す可能性があり注意が必要である．

　確定診断のため，リンパ球または培養皮膚線維芽細胞，生検筋を用いた GAA 酵素活性測定行う．遺伝子解析では多型も多く遺伝子変異と臨床症状の関連性については確立していない点に注意が必要である．また，濾紙血による GAA 酵素活性のスクリーニングも試みられている．

　根治療法として，遺伝子組み換えヒト GAA であるアルグルコシダーゼアルファ（マイオザイム®）を用いた酵素補充療法（enzyme replacement therapy：ERT）が行われている．酵素補充療法により，乳児型の生命予後は改善し，左室肥大も改善する．小児型・成人型では骨格筋症状と呼吸障害の進行を阻止する効果が得られている．症状の進行した末期の患者では ERT を行っても効果は得にくいため，早期診断・治療が重要であり併せてリハビリテーションなどの対症療法も必要である．ERT の問題点として，2 週間に 1 回の点滴投与が必要なこと，生涯にわたり投与が必要なこと，さらに高額であることがあげられる．次世代型の ERT として骨格筋への取り込み効率を上げるべくマンノース 6 リン酸を人工的に付加した GAA や IGF-Ⅱ を付加した GAA などの開発が進んでいる．さらには，動物レベルでの遺伝子治療の研究も進んでおり，今後の発展が期待される．

*190*

# Case 14

### Profile

- 38歳，女性．
- 20歳ころから両側の難聴を自覚し，補聴器を使用するようになった．30歳ころから四肢の軽度の脱力に気づいた．また検診で高血糖を指摘されていたが放置していた．5日前から右後頭部の頭痛が出現し，嘔吐を伴うようになってきた．3日前から左上下肢の脱力としびれに気づき，昨日から左側の視野の見にくさが出現してきたため，本日来院して入院となった．
- 一般内科的には，身長は148 cm，体重41 kgで，その他に特に異常はない．神経所見では，意識は清明で，左上下肢の中等度の筋力低下と異常感覚，左同名半盲がみられた．眼球運動は正常で，両側の高度の難聴を認めている．左半身の腱反射は亢進し，左Babinski徴候は陽性である．血液検査ではCK 320 IU/L（正常60〜160），乳酸110 mg/dL（正常5〜20）であった．家族歴として母と母方の祖母に難聴と糖尿病があった．入院時に撮影した脳MRIと脳血流SPECTは図1のとおりである．

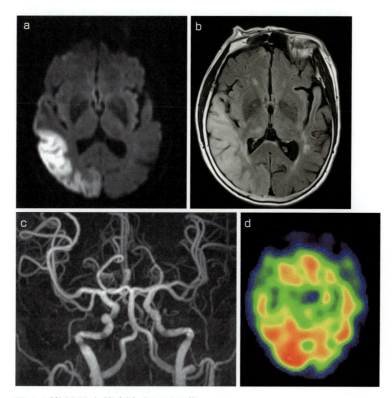

図1 脳MRIと脳血流SPECT像
a：MRI DWI，b：MRI FLAIR，c：MRA，d：$^{99m}$Tc-ECD SPECT

**Chapter 2**　診断トレーニング ～症例問題と実臨床での対応～

**Q1**　本例の脳画像の病変の解釈について<u>正しくない</u>のはどれか.

  a. 大脳皮質が主体の病変である
  b. 塞栓性機序による梗塞巣である
  c. 浮腫性病変を伴う
  d. 血管支配領域に一致しない
  e. 局所脳血流の増加がみられる

　本例は，ミトコンドリア異常を示唆する低身長と難聴，糖尿病の既往があり，高 CK 血症，高乳酸血症を示し，母系遺伝と考えられる家族歴がある．また，左上下肢の中等度の筋力低下と異常感覚，左同名半盲という脳卒中を疑うエピソードを示した．本例の特徴的な臨床症状，経過および脳画像より，ミトコンドリア脳筋症のうち，MELAS（Mitochondrial myopathy, encephalopathy, lactic acidosis, stroke-like episodes）と診断される[1,2].

　本例の脳 MRI では，大脳皮質を中心とした血管支配領域には一致しない急性期病変がみられる．FLAIR 像で広範囲に高信号を認め，浮腫性病変を伴っていると考えられる．脳 MRA では明らかな血管狭窄や閉塞はみられず，右中大脳動脈と後大脳動脈は左側と比較して太く描出され，血流増加が示唆される．脳血流 SPECT では，病変部位での脳血流の増加が示されたことから，通常の急性期梗塞とは異なる機序と考えられる．以上より，b の塞栓性機序は否定的である．

　左上腕二頭筋で筋生検を施行したところ，図2 のような所見が得られた.

【Q1】答　b

**Q2**　本例の筋病理写真で最も特徴的な所見 （＊）はどれか.

  a. cytochrome c oxidase deficiency
  b. cytoplasmic body
  c. ragged red fiber
  d. rimmed vacuole
  e. SSV（strongly SDH-reactive blood vessels）

　ragged red fiber（赤色ぼろ線維，RRF）は，ミトコンドリア脳筋症において最も特徴的な筋病理所見である．RRF は，mGT 染色で赤染する異常ミトコンドリアが細胞膜下や細胞質で多数蓄積しており，好塩基性，高 SDH 活性を示す．MELAS の RRF では COX 欠損はあまり顕著ではなく，本例のように高 COX 活性を示す線維もある[3]. cytoplasmic body は mGT 染色で赤染する顆粒状の封入体で RRF に伴ってみることがある．rimmed vacuole は自己貪食空胞のひとつで，封入体筋炎や遠位型ミオパチーなどで認める．SDH はミトコンドリア固有の酵素で，ミトコンドリアが増加して SDH で濃染した血管を SSV と呼び，MELAS の特徴的な血管病変である.

【Q2】答　c

B. 筋疾患

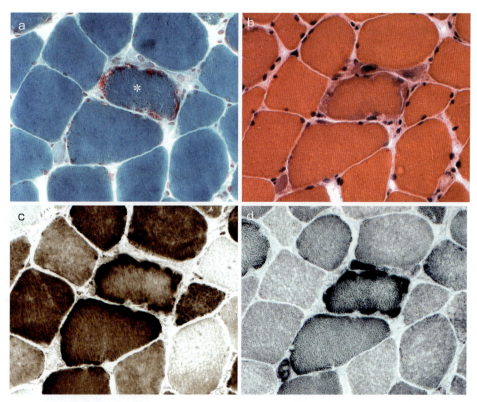

**図2　筋病理写真（左上腕二頭筋）**
　a：hematoxylin & eosin（HE）染色，b：Gomori-trichrome 変法（mGT）染色，c：cytochrome c oxidase（COX）染色，d：succinate dehydrogenase（SDH）染色.
　bar=50μm

**Q3** 本疾患の原因遺伝子において最も多い変異はどれか．
　　a. 3243A＞G 変異
　　b. 3271T＞C 変異
　　c. 8344A＞G 変異
　　d. 8993T＞G 変異
　　e. 13513G＞A 変異

　ミトコンドリア脳筋症は，原発性のミトコンドリア DNA（mtDNA）変異によるものと核 DNA 変異によるものに大別される．MELAS では mtDNA の tRNALeu（UUR）（MT-TL1）遺伝子の 3243A＞G 変異が最も多く，ミトコンドリア脳筋症のなかでも最も多い変異である．MELAS 患者の約 80％が 3243A＞G 変異を，約 10％が 3271T＞C 変異，約 5％が ND5 における 13513G＞A 変異を有する[1,2]．
　精子にも卵子にも mtDNA が存在するが受精時に子には卵子由来の mtDNA しか受け継がれないために，MELAS や MERRF など mtDNA 点変異による疾患は母系遺伝形式となる．なお，CPEO で典型的にみられる mtDNA 単一欠失は通常遺伝しない．

【Q3】答　a

## Chapter 2　診断トレーニング 〜症例問題と実臨床での対応〜

> **診　断**

### ミトコンドリア脳筋症 (MELAS：mitochondrial myopathy, encephalopathy with lactic acidosis and stroke, ミトコンドリア脳筋症・乳酸アシドーシス・脳卒中様発作症候群)

　ミトコンドリア脳筋症は，細胞内のミトコンドリアのエネルギー代謝系の障害により，中枢神経系や骨格筋，心筋などエネルギーを大量に要する組織・臓器だけでなく，眼，肝臓，膵臓，消化管など全身の組織・臓器障害を生じる疾患である[2]．新生児期〜成人期に発症し，病状進行は病型や病因遺伝子によって様々である．病因遺伝子として，原発性のミトコンドリア DNA (mtDNA) 変異と核 DNA 変異によるものに大別される．

　原発性の mtDNA 変異には三大臨床病型である MELAS，MERRF (myoclonus epilepsy associated with ragged-red fibers)，CPEO (chronic progressive external ophthalmoplegia) がある．MERRF の典型例はミオクローヌスを初発症状として，てんかん，小脳失調，筋力低下・筋萎縮，知能低下・認知症が加わる．CPEO は慢性進行性の外眼筋麻痺による眼球運動制限と眼瞼下垂を特徴とする．一方，核 DNA 変異には様々な病型が含まれる．Leigh 脳症は主に乳幼児期に亜急性に発症する壊死性脳脊髄症で，約 80％が核 DNA 変異を原因とし，残り 20％が mtDNA 変異による．MNGIE (mitochondrial neurogastrointestinal encephalopathy) は著明な痩せを特徴とし，消化管運動障害，末梢神経障害，外眼筋麻痺や白質脳症を伴う．

　MELAS は，ミトコンドリア脳筋症のなかで最も高頻度に認める臨床病型である[1,2]．ミオパチー，脳卒中様発作，高乳酸血症を特徴とする疾患で，小児期発症が多いが成人発症例もしばしば認める．mtDNA 点変異により母系遺伝形式を示す．筋病理所見として，mGT 染色で赤染する異常ミトコンドリアの細胞膜下や細胞質での蓄積を示す RRF と，SDH で濃染した血管 (SSV) が特徴的である．

　脳卒中様発作では脳 MRI で大脳皮質を主体とする血管支配領域に一致しない急性期浮腫性病変がみられ，脳血流 SPECT で同部位の血流増加が認められる．MELAS の脳血流変化に関しては発症数時間以内の超急性期については議論のあるところだが，発症数日から数週間の急性期には局所脳血流が増加する[4]．MELAS では中・小動脈の平滑筋内のミトコンドリアの異常増加と一部に壊死性変化を認めることから，脳卒中様発作の病態として，血管内皮細胞内のミトコンドリア機能異常に基づく虚血性血管障害説と，細胞内ミトコンドリアの機能異常に基づく細胞内代謝障害説が提唱されている[5]．

　ミトコンドリア脳筋症の根本的治療は現在なく対症療法が主体である．有効性は実証されていないが，経験的にコエンザイム Q10 誘導体やフリーラジカルスカベンジャーとしてビタミン C が用いられることがある．MELAS においては，ピルビン酸ナトリウムの臨床試験が実施されている．また MELAS の脳卒中様発作の再発抑制に対して，L-アルギニンやタウリンの臨床試験が実施され有効性が期待されている[5]．一般人口より生命予後は不良で，死因は MELAS に関連した脳卒中様発作や心筋症，てんかん重積発作，不整脈などである．本疾患は指定難病および小児慢性特定疾病であり医療費助成を受けることができる．

#### 文献
1) Goto Y et al：A mutation in the tRNA(Leu)(UUR) gene associated with the MELAS subgroup of mitochondrial encephalomyopathies. Nature **348**：651-653, 1990
2) DiMauro S et al：The clinical maze of mitochondrial neurology. Nat Rev Neurol **9**：429-444, 2013

B. 筋疾患

3) 埜中征哉：ミトコンドリア病. 臨床のための筋病理, 第4版, 日本医事新報社, 東京, p.162-188, 2011
4) Iizuka T et al：Neuronal hyperexcitability in stroke-like episodes of MELAS syndrome. Neurology **59**：816-824, 2002
5) Koga Y et al：L-arginine improves the symptoms of strokelike episodes in MELAS. Neurology **64**：710-712, 2005

# 索　引

## 欧文索引

### A

abductor digiti minimi（ADM）　12
abductor hallucis（AH）　12
abductor pollicis brevis（APB）　11
allodynia　4
Andersen-Tawil 症候群　186

### B

Babinski 徴候　7

### C

carpal tunnel syndrome（CTS）　4
Chaddock 徴候　7
Charcot-Marie-Tooth 病　58, 112
chronic gastrointestinal pseudo-obstruction　104
chronic inflammatory demyelinating polyradiculo-neuropathy（CIDP）　68, 84
Churg-Strauss syndrome　100
complex repetitive discharge（CRD）　20
compound muscle action potential（CMAP）　5, 9

### D

diffusion tensor imaging（DTI）　42
diffusion tensor tractography（DTT）　42
diffusion weighted imaging（DWI）　42
diffusion weighted whole body imaging with back-ground signal suppression（DWIBS）　42
distal motor latency　9
Duchenne 型筋ジストロフィー（DMD）　159
dying back degeneration　29

### E

early recruitment　24
endplate noise　18
endplate spike　18
eosinophilic granulomatosis with polyangiitis（EGPA）　100
extensor digitorum brevis（EDB）　12

### F

Fabry 病　55

fasciculation potential　19
Fib/PSW　18
fibrillation potential　18
flexor carpi ulnaris（FCU）　12
flick sign　4
focal COX deficiency　38

### G

GNE ミオパチー　166
Gomori トリクローム変法　37
Guillain-Barré 症候群　7, 79

### H

hereditary motor sensory neuropathy（HMSN）　112
hereditary neuropathy with liability to pressure palsy（HNPP）　115
heteroplasmy　63
HE 染色　37
Hoffmann 徴候　7
hourglass-like fascicular constriction　44

### I

immune-mediated necrotizing myopathy（IMNM）　150

### L

Lambert-Eaton 筋無力症候群（LEMS）　180
Lasègue 徴候　8
late recruitment　24
Lewis-Sumner 症候群　88

### M

maximum intensity projection（MIP）　42
mitochondrial myopathy, encephalopathy with lactic acidosis and stroke（MELAS）　194
motor unit potential（MUP）　20
MR neurography　41
MRC sum score　10
multifocal acquired demyelinating motor and senso-ry（MADSAM）　88
MuSK-MG　176
myelin-associated glycoprotein（MAG）　97
myokymic discharge　19
myotonic discharge　20

**196**

## N

NADH テトラゾリウム還元酵素（NADH-TR）　37

## O

onion bulb formation　112
onset latency　14
paraneoplastic neurological syndrome（PNS）　104
perifascicular atrophy　147
Periodic acid Schiff（PAS）染色　38
Phalen 徴候　8
*PMP22*　112
POEMS 症候群　55, 108
Pompe 病　38, 189
positive sharp wave　18
posterior reversible encephalopathy syndrome（PRES）　80
proximal symptom　4

## R

recruitment　23
ring-finger splitting　6

## S

sensory nerve action potential（SNAP）　9
sensory neuronopathy　30
short tau inversion recovery（STIR）法　42
small fiber neuropathy　120
small motor unit　23
sporadic inclusion body myositis（sIBM）　153
Spurling 徴候　8
strongly SDH-reactive blood vessel（SSV）　38
sulfated glucuronyl paragloboside（SGPG）　97

## T

Tashiro 徴候　7
terminal latency　9
thoracic outlet syndrome（TOS）　140
Tinel 徴候　8
Trömner 徴候　7
TTR（transthyretin）　58

## V

vascular endothelial growth factor（VEGF）　55

## W

Waller 変性　29

## 和文索引

### あ

亜急性感覚性ニューロノパチー　104
アセトン　34
アレルギー性肉芽腫性血管炎　100
アロディニア　4

### い

イソペンタン　34
異痛症　4
遺伝子解析　58
遺伝性圧脆弱性ニューロパチー　116
遺伝性運動感覚性ニューロパチー　112

### う

運動機能　5
運動単位電位　20

### え

液体窒素　34
エポン包埋　26
エポン包埋トルイジンブルー染色　26, 28
遠位潜時　9
炎症性筋疾患　38

### お

オイルレッド O　38

### か

拡散テンソルトラクトグラフィー　42
家族性アミロイドポリニューロパチー　58, 69, 120
脚気　128
感覚障害　6
感覚神経活動電位　9
ガングリオシド　55
間欠性跛行　3
寒冷麻痺　3

### き

偽性腸閉塞症　104
逆 Chaddock 徴候　7
胸郭出口症候群　140
筋萎縮　5
筋エコー　51
筋強直性ジストロフィー　163
筋ジストロフィー　38

## 索引

筋生検　32
筋節表　5

### く

グルタールアルデヒド固定　26

### け

脛骨神経運動神経伝導検査　12
血液検査　54
血管内皮増殖因子　55
腱反射　7, 10

### こ

抗 contactin-1 抗体　56
抗 ganglionic AchR 抗体　57
抗 HMGCR 抗体陽性免疫介在性壊死性ミオパチー
　152
抗 MAG/SGPG 抗体　56
抗 MAG 抗体陽性ニューロパチー　97
抗 MuSK 抗体陽性重症筋無力症　176
抗 neurofascin155 抗体　56
抗ガングリオシド抗体　55
好気性運動負荷試験　62
膠原病　4
好酸球性多発血管炎性肉芽腫症　100
抗神経抗体　57
絞扼性末梢神経障害　44

### し

ジアスターゼ抵抗性　39
軸索変性　29
ジストロフィン遺伝子検査　64
自発放電　17
尺側手根屈筋　12
尺骨神経運動神経伝導検査　12
周期性四肢麻痺　186
終板棘波　18
終板雑音　18
手根管症候群　4, 132
小指外転筋　12
自律神経障害　4
神経筋接合部疾患　72
神経原性疾患　38
神経症候　2
神経所見　4
神経生検　26
線維束周囲性萎縮　147
神経痛性筋萎縮症　137

### 神経伝導検査　9

### せ

正中神経運動神経伝導検査　11
節性脱髄　29
線維自発電位　18
線維束性収縮電位　19
先天性ミオパチー　38
前腕非阻血下運動負荷試験　60

### そ

組織学的検査　26

### た

代謝性筋疾患　39
たこつぼ型心筋症　80
多相性波形　23
多巣性運動ニューロパチー　93
立ち上がり潜時　14
脱髄型末梢神経障害　44
多発筋炎　144
短趾伸筋　12
短母指外転筋　11

### て

伝導遅延　14
伝導ブロック　14

### と

動員　23
凍結ブロック　26
糖尿病性ニューロパチー　69
ときほぐし標本　31
ドライアイス　34
トランスサイレチン　58

### に

尿沈渣　55

### ね

ネマリンミオパチー　173

### の

脳脊髄液検査　54

### は

パラフィン包埋　26, 28
針筋電図　17

## ひ

腓骨神経運動神経伝導検査　12
ビタミン $B_1$ 欠乏　128
皮膚筋炎　147
腓腹神経感覚神経伝導検査　13
病歴聴取　3

## ふ

封入体筋炎　153
複合筋活動電位　9
複合反復筋放電　20

## へ

ヘマトキシリン・エオジン（HE）染色　37
ヘリオトロープ疹　147

## ほ

傍腫瘍性神経症候群　104
母趾外転筋　12
ホルマリン固定　26, 28

## ま

慢性炎症性脱髄性多発根ニューロパチー　68, 84

## み

ミオキミア放電　19

## ミオシン ATPase　37
ミオトニー放電　20
ミトコンドリア呼吸鎖酵素　38
ミトコンドリア脳筋症　194
ミトコンドリア病　63
三好型ミオパチー（三好型遠位型筋ジストロフィー）
　169

## む

無髄線維　27, 30
無痛性糖尿病性神経障害　124

## め

免疫介在性壊死性ミオパチー　150
免疫染色　39

## ゆ

有髄線維　27, 29
有髄線維軸索障害　30

## よ

陽性鋭波　18

脳神経内科医のための 末梢神経・筋疾患 診断トレーニング
　―「電気生理 × 病理 × 画像」を読み解く 30 ケース

| | |
|---|---|
| 2019 年 6 月 5 日　第 1 刷発行<br>2023 年 9 月 10 日　第 2 刷発行 | 編集者　楠　進，園生雅弘，清水　潤<br>発行者　小立健太<br>発行所　株式会社 南 江 堂<br>〒113-8410 東京都文京区本郷三丁目 42 番 6 号<br>☎(出版) 03-3811-7236　(営業) 03-3811-7239<br>ホームページ https://www.nankodo.co.jp/<br>印刷・製本 日経印刷<br>装丁 渡邊真介 |

Diagnostic Training of Peripheral Neuropathy and Myopathy for Neurologists
© Nankodo Co., Ltd., 2019

定価はカバーに表示してあります．　　　　　　　　　　　Printed and Bound in Japan
落丁・乱丁の場合はお取り替えいたします．　　　　　　ISBN978-4-524-24815-5
ご意見・お問い合わせはホームページまでお寄せください．

本書の無断複製を禁じます．

JCOPY〈出版者著作権管理機構 委託出版物〉

本書の無断複製は，著作権法上での例外を除き禁じられています．複製される場合は，そのつど事前に，
出版者著作権管理機構 (TEL 03-5244-5088，FAX 03-5244-5089，e-mail: info@jcopy.or.jp) の許諾
を得てください．

本書の複製 (複写，スキャン，デジタルデータ化等) を無許諾で行う行為は，著作権法上での限られた
例外 (「私的使用のための複製」等) を除き禁じられています．大学，病院，企業等の内部において，業
務上使用する目的で上記の行為を行うことは私的使用には該当せず違法です．また私的使用であって
も，代行業者等の第三者に依頼して上記の行為を行うことは違法です．